MICHAEL WISSLER - RYUTA SATOU

SUSHI

寿司

KOCHBUCH FÜR ANFÄNGER

DER KOMPLETTE LEITFADEN ZUM SUSHI SELBER MACHEN

MIT EINFACHENNUND SCHMACKHAFTEN REZEPTEN FÜR JEDEN ANLASS

INKL. SCHRITT FÜR SCHRITT ANLEITUNGEN UND FARBBILDERN

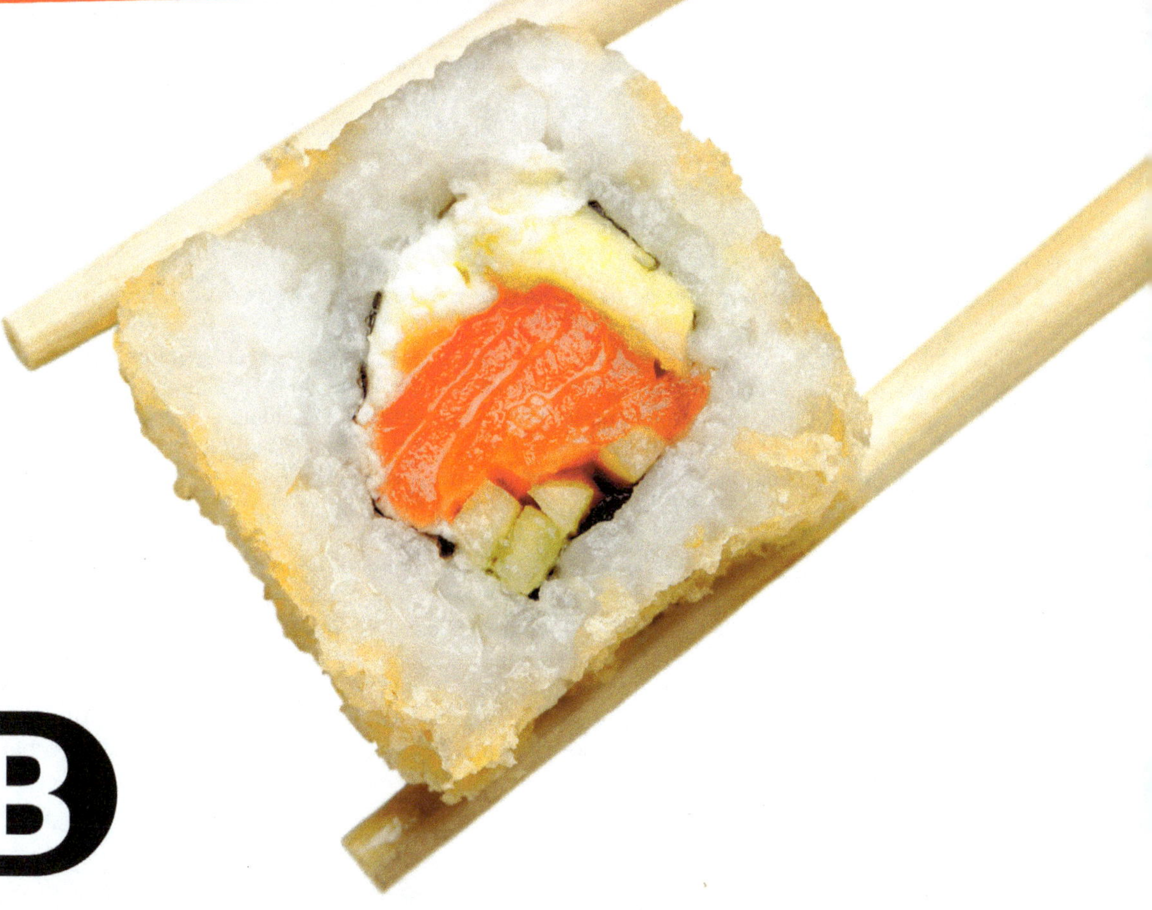

Follow Us For Tasty News!
@internationaldigitalbooks
info@idbpublishing.com

Sushi Kochbuch für Anfänger: Der komplette Leitfaden zum Sushi selber machen mit einfachen und schmackhaften Rezepten für jeden Anlass, inkl. Schritt für Schritt Anleitungen und Farbbildern

ISBN: 978-1-80260-284-5

Erste Ausgabe: Juni 2022

ECO Dieses Buch wurde in Farbe gedruckt, um Ihnen ein optimales Erlebnis zu bieten. Um jedoch so nachhaltig wie möglich zu sein, haben wir absichtlich auf Fotopapier verzichtet und stattdessen ein umweltfreundlicheres Papier verwendet.

INHALT

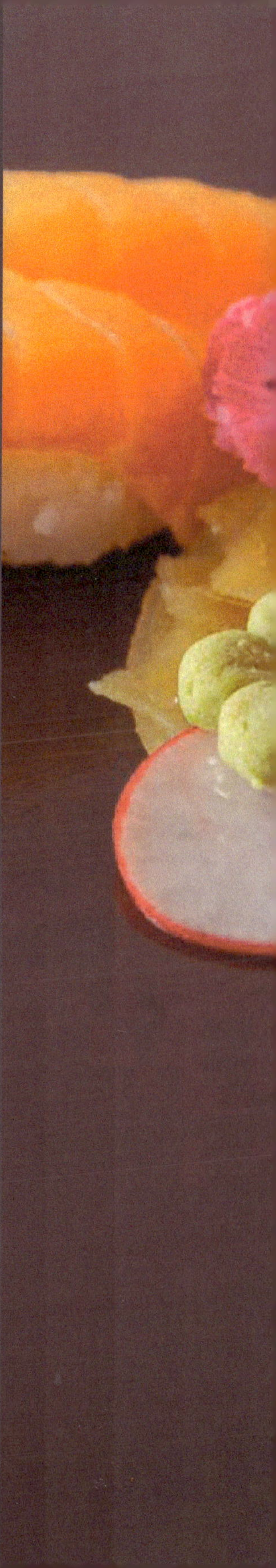

EINLEITUNG

Es gehört schon lange zum gastronomischen Katalog eines jeden Deutschen. Weit entfernt von der anfänglichen Beliebtheitsexplosion und noch weiter entfernt von den Gerüchten, dass es eine Modeerscheinung sei, die bald wieder verschwindet, ist Sushi zu einem wiederkehrenden Essen geworden - sowohl beim Genuss als auch bei der Zubereitung.

Vom Phänomen zur Normalität. Vom Starfood zu einem Gericht, das sogar im Supermarkt um die Ecke zubereitet verkauft wird. Aber trotz seiner Normalisierung und seiner Bestätigung in der kulinarischen Szene ist Sushi viel mehr als ein einfaches und leckeres Gericht.

Sushi ist Essen auf den Punkt gebracht - ein authentisches Kompendium der japanischen Gastronomie und Kulturanthropologie.

Sushi ist eine uralte Kunst, die durch präzise und sorgfältige Gesten überliefert wird und jeden Tag wiederholt wird, bis sie im Wesentlichen perfekt ist. Aber nichts Banales in Geschmack und Präsentation.

Auf den ersten Blick scheint es einfach zuzubereiten zu sein, aber es erfordert handwerkliches Geschick, die Fähigkeit, Fisch zu erkennen und zu behandeln, Reis, Wasser und Essig auf ausgewogene Weise zu verwenden und dabei Farben und Jahreszeiten zu berücksichtigen. Das "wa" oder die Harmonie zu respektieren, das Prinzip, das für die Japaner die Grundlage aller Dinge ist.

Die Verführung, die Sushi auf die halbe Welt ausgeübt hat, ist auch das Ergebnis dieses Missverständnisses: Die Einfachheit seiner Form, ein Reisbällchen mit einer Scheibe rohen Fischs oben drauf, ließ uns glauben, dass wir es mit einem einfachen Gericht zu tun haben. Erst später wurde uns klar, dass es sich im Gegenteil um eines der komplexesten Rezepte im gesamten kulinarischen Universum handelt.

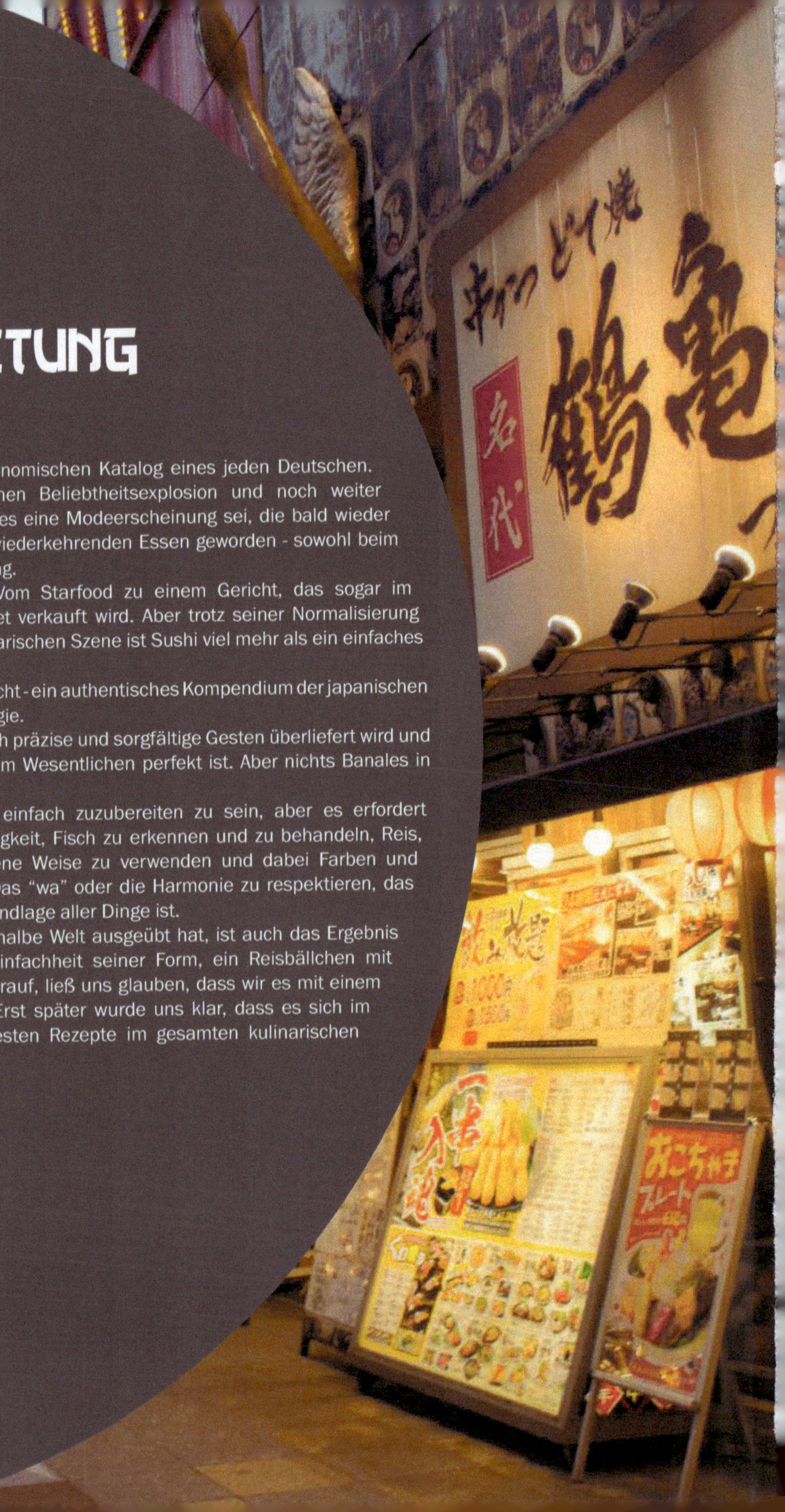

DIE URALTE KUNST DES SUSHI

Wenn wir das Wort Sushi aussprechen, denken wir zuerst an ein Stückchen Reis, das mit einer Scheibe rohen Fischs angereichert ist. Aber das Wort Sushi bezeichnet den mit Essig gewürzten Reis, der die Grundlage für die Kombination von Fisch, Gemüse und Omelett bildet, um raffiniert geformte Häppchen oder Rollen verschiedener Arten und Größen zu kreieren, die von einem Seetang namens Nori umschlossen werden.

Obwohl die Suche nach dem Ursprung eines Gerichts oder Lebensmittels manchmal eine mühsame und meist erfolglose Aufgabe ist, ist das bei Sushi nicht ganz so. Die erste Erwähnung des kultigen japanischen Gerichts findet sich im frühen 8. Jahrhundert, im Jahr 718, in einem Rechtsdokument aus der japanischen Geschichte, das als Nara, der Yōrō-Kodex, bekannt ist.

Damals war es eine ähnliche Zubereitung wie das, was wir heute als Narezushi kennen. Das ist eine Art fermentiertes Sushi, bei dem sowohl der Reis als auch der Fisch einem kontrollierten Abbau unterzogen werden. Viele glauben, dass dieser Prozess eine weitere Möglichkeit war, Fisch zu konservieren, ohne dabei zu viel Salz zu verwenden. Die Menschen begannen dann, Reis zu verwenden, um die Vorteile der Milchsäuregärung zu nutzen, damit der Fisch länger genießbar blieb.

Mit der Zeit setzte sich die Kombination beider Zutaten mit ihren vielfältigen Möglichkeiten als einfache kulinarische Zubereitung durch. Die Menschen gingen vom Kochen des Reises zum Dämpfen über, und aus dem Reis wurde dann Essig hergestellt. Dank des Essigs wurden die intensiven Gärungsaromen gemildert, und man begann, Reis und Fisch gemeinsam zu verzehren.

Im vierzehnten Jahrhundert, in der als Muromachi bekannten Ära, finden wir die ersten Zubereitungen von Oshizushi. Diese Art von Sushi wurde zubereitet, indem Reis und Fisch in einer speziellen Schachtel namens oshizushihako zusammengepresst wurden. Einer der Wendepunkte dieses Wahrzeichens der japanischen Gastronomie war, als man in der Edo-Periode (1603-1868) begann, das Fermentieren von Reis durch das Marinieren in Reisessig zu ersetzen, eine neuere Erfindung. Dieser Übergang bildete den Ausgangspunkt für alle späteren Spezialitäten, wobei Sushi weniger fermentiert und schmackhafter war.

Obwohl der Verzehr von Oshizushi in Osaka deutlich zugenommen und die Zubereitung perfektioniert hatte, wurde es erst gegen Mitte des 18. Jahrhunderts in Edo, dem heutigen Tokio, weithin bekannt. In dieser Zeit wurde es in vielen Geschäften zubereitet, die als Edo-san-sushi bekannt waren, wobei sushi "saurer Reis" bedeutet, während sushi in Tokio edomae genannt wurde, "vor Edo", was sich auf die Bucht der Stadt bezog, in der der Fisch gefangen wurde.

Aber Sushi wurde noch nicht mit rohem Fisch serviert, sondern mit gegrilltem Fisch. Zu dieser Zeit revolutionierte Hanaya Yohei, der als Erfinder des modernen Sushi in die Geschichte einging, die Tradition des Sushi und machte es zu dem, was es heute ist. Um die Sushi-Produktion zu vereinfachen und die Probleme der Konservierung zu überwinden, hatte Yohei die geniale Idee, die mageren Thunfischstücke, die frisch in der Bucht der Stadt gefangen wurden, mit Sojasoße zu marinieren und sie auf Reisstückchen, den modernen Nigiri, zu servieren. Diese Technik hat bis heute überlebt, so dass die Küche des heutigen Sushi-Restaurants Tsukuba genannt wird, vom Verb tuskeru, das in Japan "in Sojasauce getaucht" bedeutet.

Diese Zubereitungsmethode, bei der man mit den Händen oder Bambusstäbchen isst, führte zu einer weiteren Verbreitung des Nigiri-Konsums und zu einer Vervielfachung der Zahl kleiner mobiler Stände, die Yatai genannt werden und als einfache Essensstände auf den Fußgängerwegen aufgestellt werden. Die Nigiri von Yohei wurden auf einem Tablett aufgereiht verkauft und mit Tee angeboten, dem Getränk, das auch heute noch in traditionellen Sushi-Restaurants serviert wird. Die optische Schönheit der Nigiri in Kombination mit ihrer Frische und der kurzen Zubereitungszeit machte die Sushi zu einem Hit.

Sushi wurde bei den typischen Aktivitäten der Stadt angeboten und in der Nähe von Grünflächen oder in Theatern in kleinen Bambusbehältern, bentō genannt, als einfache Ration zum Mitnehmen verkauft. Yoheis Tokio war eine Stadt im Aufschwung und in ständiger Expansion, eine moderne Metropole der damaligen Zeit, und Sushi-Bankette wurden bald von Handwerkern, Händlern und Reisenden besucht. Sushi war also das erste Fast Food der japanischen Küche, und in kurzer Zeit wurde es von der gesamten Bevölkerung geliebt. Ende des neunzehnten Jahrhunderts ermöglichte die Verwendung von Eis einen weiteren Fortschritt bei der Konservierung von Fisch. Nach dem Zweiten Weltkrieg wurde Sushi mit der Verbreitung von Kühlsystemen fast ausschließlich mit rohem Fisch zubereitet. Mit dem Ausbruch des Zweiten Weltkriegs änderte sich das jedoch. Aufgrund der Lebensmittelknappheit wurde 1947 der Verkauf von rohem Fisch auf der Straße verboten. Die Yatai verschwanden, und Händler gründeten die ersten Sushi-Restaurants, versteckt und sehr teuer. Von diesem Moment an wurde Sushi zu einem elitären Gericht. Mit dem Ende des Krieges und dem wirtschaftlichen Aufschwung gewann Sushi seine demokratische Dimension zurück, behielt aber seine elitäre Komponente bei. 1958 entstanden die ersten Kaitensushi, Restaurants, in denen Sushi auf einem Fließband serviert wird, und Mitnahmeservices. Danach verbreitete es sich in den Vereinigten Staaten und von dort aus in die ganze Welt.

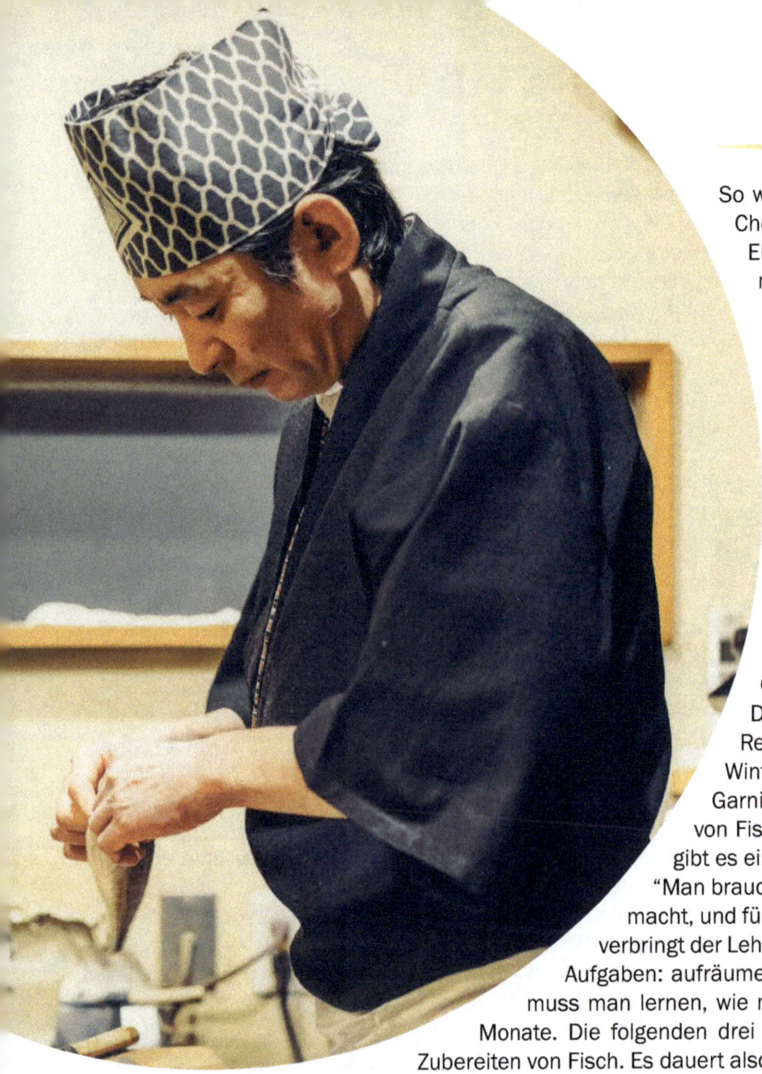

DER SUSHI-MEISTER

So wie es in Deutschland und dem Rest der Welt Köche, Chefköche und Virtuosen der Kochkunst gibt, denen wir Ehre erweisen, wird auch in Japan, wenn es um den maximalen ästhetischen und technischen Ausdruck in der Küche geht, nämlich Sushi, itamae der größte Respekt entgegengebracht. Anders als im Westen, wo der Koch alle Gerichte auf der Speisekarte praktizieren kann, ist in der japanischen Küche jeder Koch auf ein Gericht spezialisiert: itamae ist auf die Herstellung von Sushi spezialisiert. Diese Herangehensweise der japanischen Küche an das Essen zeigt sich auch auf kommerzieller Ebene: Wenn du nach Japan fährst, wirst du eine Vielzahl von mehr oder weniger kleinen Läden finden, die nur eine Art von Gericht zubereiten. aber warum erfordert die japanische Küche so viel Spezialisierung? Weil Sushi viel mehr als nur ein Gericht ist, es ist eine echte Form der Kochkunst.
Die itamae studieren sehr lange, um zu lernen, wie man Reis am besten kocht, wie man Wasser im Sommer und Winter verwendet, wie man das richtige süße Omelett zum Garnieren von Sushi zubereitet, wie man die beste Qualität von Fisch erkennt und ihn perfekt schneidet. Nicht umsonst gibt es ein Sprichwort, das besagt: kome sannen, gohan ninen. “Man braucht mindestens drei Jahre, um zu lernen, wie man Reis macht, und fünf, um zu lernen, wie man mit Fisch umgeht.” In Japan verbringt der Lehrling die ersten zwei Jahre in der Küche mit “niederen” Aufgaben: aufräumen, abräumen, Tische bedienen und ausliefern. Dann muss man lernen, wie man Reis kocht, und das dauert hier mindestens 12 Monate. Die folgenden drei oder vier Jahre widmet er sich dem Erkennen und Zubereiten von Fisch. Es dauert also 7 bis 8 Jahre, bis man ein perfekter Koch ist.
Der angehende Itamai legt außerdem eine strenge Prüfung beim Gesundheitsministerium ab, um eine Lizenz zu erhalten. Sie müssen das nötige Wissen über Hygiene und Ernährung nachweisen und eine außergewöhnliche Fähigkeit, die Qualitäten der Lebensmittel zu erkennen, die sie servieren werden. Es ist also ein sehr langer Prozess, Sushi-Koch zu werden, und vom Hinterzimmer zum Tresen zu gehen, um Kunden zu bedienen, ist die begehrteste Belohnung nach Jahren harter Arbeit. Für viele junge Japaner ist es der Weg ihres Lebens, auf der Suche nach der Harmonie des Geschmacks und der Perfektion der Form. Das müssen wir uns immer vor Augen halten, wenn wir unser Sushi zubereiten oder essen. Also, zuallererst: Ehre dem Itamae!

SUSHI ARTEN UND SORTEN

Wie wir inzwischen wissen, ist das grundlegende Merkmal jeder Zubereitung, die den Namen Sushi erhält, kurzkörniger, weißer Reis mit einem süß-säuerlichen Geschmack, der mit Reisessig, Salz, Zucker und anderen Zutaten gewürzt wird. Danach gibt es viele Kombinationsmöglichkeiten. Es gibt auch eine Vielzahl von Fischen, Umhüllungen, Formen und Präsentationen. Wenn wir uns die Statistiken ansehen, könnten wir zu dem Schluss kommen, dass die am meisten konsumierten Sushi-Arten, vor allem im Westen und speziell in Deutschland, meist fünf sind.

Nigiri

Auch Nigirizushi genannt, ist es die klassische und häufigste Form von Sushi. Es ist ein länglich geformter Reisteig. Darauf wird eine Scheibe Fisch, Schalentier oder eine andere Zutat gelegt, die flach bleibt und normalerweise mit Wasabi gewürzt wird. Es kann so aussehen, dass ein dünner Streifen Seetang das Ganze zusammenhält oder ein viel breiterer, der eine Schale bildet, die mit Eiern oder anderen Gewürzen gekrönt wird.

Maki

Auch bekannt als Makizushi, sind sie eine Art Rollen, die in kleine Portionen geschnitten werden, in denen Nori-Algenblätter Reis mit verschiedenen Zutaten, von Lachs bis Gemüse, umhüllen. Es ist die Spezialität, an die die meisten Menschen denken, wenn sie über diesen vielseitigen japanischen Klassiker sprechen, und sie ist die am meisten nachgefragte, obwohl sie in Japan am Ende des Abendessens und in kleinen Mengen gegessen wird. Maki bedeutet auf Japanisch zusammengerollt und meint damit alle Arten von gerolltem Sushi mit Seetang auf der Außenseite. Die beiden Hauptkategorien der traditionellen Sushi sind Hosomaki, die kleinen Rollen, und Futomaki, die großen Rollen. Andere Arten von Maki, wie Temaki und Uramaki, gehören nicht zur klassischen japanischen kulinarischen Tradition. Makizushi ist recht einfach zuzubereiten, deshalb liegt es im Trend, es zu Hause zu machen.

Temaki

Besonders charakteristisch und wiedererkennbar ist Temaki, eine Variante von Sushi, bei der ein Blatt Nori-Algen die Form eines Kegels annimmt und mit Reis und Zutaten wie Garnelen, rotem Thunfisch und verschiedenen Gemüsesorten gefüllt wird. Die übliche Größe dieser Spezialität erreicht zehn Zentimeter in der Länge und ist damit eine der größten, die mit mehr als einem Bissen und mit den Händen gegessen wird, denn mit Stäbchen wäre es mehr als kompliziert. Verschiedenen Quellen zufolge entstand das Temaki im letzten Jahrhundert, als 165 japanische Familien nach Sao Paulo, Brasilien, auswanderten, um durch den Export ihrer kulinarischen Traditionen ihr Glück zu machen. Ihr Ziel wurde voll und ganz erreicht, denn Brasilien hat die höchste Konzentration an japanischen Einwohnern. Heute sind die brasilianisch-japanisch inspirierten Temakeria und Fusionsrestaurants auch in Deutschland immer mehr in Mode.

Uramaki

Uramaki gehört zu den beliebtesten Sushi-Arten im Westen, unangefochtener Herrscher unserer japanischen Restaurants. Sie entstanden in den 1960er Jahren in den Vereinigten Staaten und interpretierten die wunderbare japanische Sushi-Tradition neu. Die Legende besagt, dass ein Koch in einem der damals seltenen japanischen Restaurants, die vor allem von wohlhabenden, im Ausland lebenden japanischen Geschäftsleuten besucht wurden, auf die Idee kam, eine Rolle mit Avocado zu machen, um die Textur von Thunfisch zu simulieren. Diese Art von Rolle entwickelte sich weiter: zuerst mit der Zugabe von Gurken und Krabben und später mit der brillanten Idee, Reis auf die Außenseite zu legen und den Nori-Algen im Inneren zu verstecken, was für westliche Menschen ungewöhnlich war. So entstand die Kalifornien-Rolle und allgemein die Art von Sushi, die als Uramaki bekannt ist.

Sashimi

Schließlich kommen wir zur letzten der am häufigsten verzehrten Sushi-Varianten, die seltsamerweise nicht als Sushi bezeichnet werden sollte, weil es keinen Reis gibt. Sashimi ist etwas Komplexes und Einfaches zugleich. Es ist eines der bekanntesten und raffiniertesten Gerichte der japanischen Küche und normalerweise das Gericht, mit dem man die Mahlzeit beginnt. Es enthält keinen Reis und beschränkt sich im Wesentlichen darauf, verschiedene Fisch- und Krustentierstücke roh oder leicht gegart zu präsentieren und nur mit typischen Soßen zu begleiten. Sashimi bedeutet "aufgespießt". Manche meinen, der Begriff erinnere an eine traditionelle Fischfangmethode, bei der der gefangene Fisch sofort aufgespießt und dann ins Eis gelegt wurde. Eines der Sashimi-Teile, das wahrscheinlich das komplexeste ist, heißt Usuzukuri. Es ist nicht einfach, denn der Itamae muss das Messer hervorragend beherrschen. Der Schnitt wird schräg ausgeführt, wobei Fische wie Wolfsbarsch, Zackenbarsch, Brassen oder der berühmte Kugelfisch verwendet werden, die sich am besten für diese Technik eignen. Das Ziel ist es, Blätter von so extremer Feinheit zu erhalten, dass sie transparent werden. Die Stücke werden kreisförmig angeordnet, wie eine Blume, damit man sie leichter auseinanderhalten kann, und werden mit kleinen Details wie gefärbtem Salz oder Olivenöl serviert.

ZUTATEN, GEWÜRZE & SAUCEN

Die Auswahl an Zutaten, die für die Herstellung von Sushi und Sashimi verwendet werden können, ist sehr groß: Sie sind in Supermärkten und Fachgeschäften auf der ganzen Welt leicht zu finden und können in der Regel ohne allzu große Schwierigkeiten ausgetauscht werden.

Reis

Reis ist das wichtigste Grundelement für Sushi. In Japan wird kurzkörniger Reis, Kome genannt, der Japonica-Art verwendet, sowohl in der körnigen Uruchimai- als auch in der klebrigen Mochigome-Variante. Wenn du die Reissorte Japonica nicht findest, kannst du die Sorte Carnaroli verwenden, die einen ausreichenden Stärkegehalt garantiert.

Fisch

Fisch ist ein zentrales Element, und natürlich muss er ganz frisch sein. Eine wichtige Voraussetzung für die Zubereitung von gutem Sushi und Sashimi ist, dass du lernst, wie du ihn auswählst: Die wenigen einfachen Regeln, die hier aufgeführt sind, können dir dabei helfen. Kaufe immer ganzen Fisch, denn so lässt sich seine Frische leichter beurteilen. Überprüfe, ob der Fisch klare und leuchtende Augen, rosafarbene bis leuchtend rote Kiemen, festes und pralles Fleisch von schöner, leuchtender Farbe und einen angenehmen Geruch hat. Achte auf einen zu starken Geruch oder, wenn es sich um Krebstiere handelt, auf einen Geruch, der an Ammoniak erinnert. Es gibt viele verschiedene Fischsorten, die in Japan für Sushi und Sashimi verwendet werden. Für die hier vorgestellten Rezepte haben wir die gängigsten aus den Kategorien Weiß- und Blaufisch, Krustentiere und Weichtiere ausgewählt. Der fettreichere Blaufisch wird oft mariniert, bevor er verwendet wird, während Garnelen und Tintenfische leicht blanchiert werden können. Einen besonderen Platz nehmen zweifelsohne Thunfisch und andere Fische dieser Familie ein, die in Japan häufig verzehrt werden. Lachs wird vor allem in Europa häufig für Sushi verwendet: Er ist leicht erhältlich und hat eine schöne Farbe, die sicherlich dekorativ ist.

Pflege und Erhaltung von Fischen.

Wenn du rohen Fisch essen willst, musst du vorsichtig sein. Laut der europäischen Verordnung (EU Nr. 853/2004), die nur für gewerbliche Zwecke verbindlich ist und für den privaten Gebrauch empfohlen wird, muss Fisch, der roh verzehrt wird, mindestens 24 Stunden lang bei einer Temperatur von -20° C eingefroren werden. Bei diesem Verfahren wird der Geschmack des Lebensmittels nicht verändert, aber die Parasitenbakterien, die sich im Fleisch des Fisches einnisten könnten, werden eliminiert. Je niedriger die Temperatur und je länger die Gefrierzeit, desto zuverlässiger sterben die Krankheitserreger ab. Wenn wir Sushi zubereiten wollen und keinen leistungsstarken Gefrierschrank zu Hause haben, müssen wir einige wichtige Regeln beachten: Der Fisch sollte ganz frisch gekauft und niemals filetiert werden, denn so wissen wir nicht, wann er geschnitten und wie er konserviert wurde. Lass ihn am besten gleich filetieren oder mach es selbst. Nicht alle Fische sind für den Rohverzehr geeignet: Achte auf große Fische und Süßwasserfische mit mehr Parasiten. Welchen Fisch du auch immer verzehren willst, sei vorsichtig.

Sushi ist ein Gericht, das dazu neigt, schnell zu verderben. Deshalb ist es immer besser, Sushi sofort zu essen, oder besser innerhalb von 30 - 40 Minuten nach der eigentlichen Zubereitung. Wenn du jedoch etwas Sushi vom Abendessen übrig hast, kannst du es im Kühlschrank aufbewahren. Wenn es rohen Fisch enthält, kann es höchstens 6 - 12 Stunden aufbewahrt werden. Sushi, das vom Abendessen übrig geblieben ist, muss zum Beispiel spätestens am nächsten Mittag verzehrt werden. Gekochter Fisch kann bis zu 2 Tage aufbewahrt werden. Wir raten jedoch dringend davon ab, ihn so lange aufzubewahren. Die Qualität verschlechtert sich schnell, sowohl bei gekochtem Fisch als auch bei Reis. Wenn du ihn im Kühlschrank aufbewahren willst, musst du unbedingt eine Frischhaltefolie oder einen luftdichten Behälter verwenden. So vermeidest du die Vermehrung von Bakterien und bewahrst die Qualität der Zutaten. Der Geschmack von frisch zubereitetem Sushi wird auf jeden Fall nie so gut sein. Der Kühlschrank muss eine Temperatur zwischen 0 und -4 Grad haben. Ist sie höher, helfen auch die oben genannten Ratschläge nicht, die Qualität zu erhalten.

Sushi kann zweifelsohne auch eingefroren werden. Das Problem ist in diesem Fall nicht so sehr die Gesundheit, sondern der Geschmack. Fisch und Reis würden völlig verdorben werden. Wir raten davon ab, sie einzufrieren. Die Zutaten können jedoch eingefroren werden, solange sie sehr frisch sind. Es ist ratsam, den Fisch vor dem Einfrieren auszuweiden und zu schuppen. Nach dem Waschen sollten sie getrocknet und so fest wie möglich verschlossen werden. Krustentiere können roh eingefroren werden oder nachdem sie ein paar Minuten in kochendem Wasser blanchiert wurden. Du kannst sie schälen oder ganz lassen, dann sind sie 3-4 Monate haltbar. Weichtiere wie Miesmuscheln und Venusmuscheln hingegen sollten vor dem Einfrieren geöffnet und dann in einem luftdichten Behälter mit einem Teil ihres Wassers aufbewahrt werden. Magerer

Fisch wie Seezunge oder Kabeljau kann bis zu 6 Monate lang im heimischen Kühlschrank eingefroren werden. Wenn du dagegen fetten Fisch wie Lachs oder Thunfisch gekauft hast, solltest du ihn nicht länger als 3 Monate im Gefrierschrank aufbewahren. Oktopus, Tintenfisch und Kalmar hingegen können etwa 3-4 Monate im Gefrierschrank gelagert werden. Wenn der Fisch altert, wird die äußere Oberfläche feuchter und entwickelt mit der Zeit eine dünne schleimige Schicht. Das ist ein untrügliches Zeichen dafür, dass der Fisch verrottet. Wenn der Fisch vollständig verrottet ist, wird die Schicht auf dem Fleisch dick und fühlt sich glitschig an.
Die folgende Tabelle zeigt die Haltbarkeit von Lebensmitteln in Monaten, die im Gefrierschrank gelagert werden

LEBENSMITTEL	-18°C	-25°C	-30°C
MAGERER FISCH	6	12	15
FETTIGER FISCH	3	7-8	8-9
TINTENFISCH, KALMARI	2-3	10	12
MOLLUSKEN	2-3	10	12
KRUSTENTIERE	3-4	12	15
FLEISCH	6	12	18
SCHWEINCHEN	4	12	15
GEMÜSE	12	18	24
OBST	12	18	24

Seetang bzw. Algen
Japanischer Nori-Seetang wird oft für Sushi-Kreationen verwendet. Um eine gute Algenqualität zu erkennen, gibt es ein grundlegendes Kriterium: die Knackigkeit. Nori-Algen sollten immer gegessen werden, bevor sie matschig werden. Manche Köche bevorzugen es, den Nori vor der Verwendung leicht zu rösten, aber er kann auch so verwendet und gegessen werden.

Gemüse
Immer in der Saison verwendet, wird das Gemüse mit dem Essen kombiniert, um eine perfekte Harmonie von Farben und Formen zu bilden. Karotten und Radieschen werden kunstvoll geschnitzt und wegen ihrer warmen Orange- und Rottöne geschätzt, Gurken wegen ihres leuchtenden Grüns. Daikon, eine Radieschenart, ist eine große Wurzel mit einem würzigen Geschmack und wird oft in Julienne-Streifen geschnitten, um Sashimi zu garnieren. Auch hier sind die Farbmerkmale von großer Bedeutung.

Wasabi
Der würzige und sehr aromatische Wasabi, auch Japanischer Meerrettich genannt, ist die Knolle der Pflanze Wasabia Japonica. Sie wächst in sehr klarem Wasser, vor allem in den Flussläufen von Gebirgsflüssen. Er hat einen sehr starken Geschmack und wird in Japan zu den meisten rohen Fischen in Sushi oder Sashimi gereicht, auch wegen seiner antibakteriellen Eigenschaften. In Deutschland findet man ihn als Paste, die in Tuben verpackt ist, oder als Pulver, das man vor dem Gebrauch mit Wasser anrührt. Beide Lösungen eignen sich nicht für exzellentes Sashimi. Ideal wäre es, frische Knollen von Wasabi zu finden und sie mit der typischen japanischen Reibe aus Haifischhaut zu reiben.

Ingwer
Gari ist Ingwer, der in einer Lösung aus Essig und Zucker mariniert wird. Er wird in dünne Scheiben geschnitten und hat eine rosafarbene oder weißliche Farbe. Die Funktion von Gari ist es, den Gaumen zwischen den Fischen zu reinigen und zu erfrischen und wird normalerweise an eine Seite des Sushi-Tellers gelegt. Japanischer Gari ist heute in vielen asiatischen Lebensmittelgeschäften zu finden. Frischer shōga-Ingwer, der in Scheiben oder Stücke geschnitten und mariniert wird, wird anstelle von Wasabi verwendet. Er sollte geschält, gerieben und eventuell mit einer Prise gehacktem Lauch oder Schnittlauch gewürzt werden. Dieses Gewürz gibst du über das Sushi.

Sojasoße
Die Zutat ist sehr bekannt und auch in Deutschland weit verbreitet. Die besten Sojasaucen sind die natürlichen

Sojasaucen. Sojasauce, shōyu, wird als Gewürz für viele Gerichte verwendet und ist eine der wichtigsten Zutaten für Sushi und Sashimi. Um den Fisch zu würzen, brauchst du ihn nur leicht in Sojasauce zu tauchen, aber wenn du in Japan in ein Sushiya gehst, kann es sein, dass du gar keine Sojasauce zu deinem Sushi bekommst. Bevor er dir das Sushi anbietet, hat der Itamae den Fisch mit Nikiri bestrichen, einer Soße aus Shōyu und Mirin, einem süßen Reissake mit geringem Alkoholgehalt, der in der japanischen Küche häufig verwendet wird.

Sichuan-Pfeffer

Der japanische Pfeffer ist ein aromatisches Kraut, das ein angenehmes Aroma und einen nicht zu scharfen Geschmack hat. Es hat die Form einer kleinen Beere, die dem schwarzen Pfeffer ähnelt, und wird getrocknet und gehackt verwendet. Die gekeimten Blätter werden zum Garnieren einiger Suppen verwendet und die pulverisierten Früchte werden anstelle von Pfeffer verwendet.

Miso

Sie ist die Grundzutat der gleichnamigen Suppe, die oft in der Zusammensetzung des japanischen Essens enthalten ist. Diese Paste wird durch die Fermentation von gekochten Sojabohnen gewonnen, die mit Reis und Gerste vermischt und mit einem Backtriebmittel versetzt werden. Sie wird zwischen sechs Monaten und drei Jahren gereift. Es gibt zwei Sorten: weißes Miso, das leicht und zart ist, und rotes Miso, das reifer ist und einen stärkeren Geschmack hat. Es wird in Marinaden oder zum Würzen von Suppen verwendet.

Sesam

Leicht gerösteter Sesam mit einem delikaten nussigen Geschmack wird zu Soßen oder Marinaden hinzugefügt. Er kann geschält (weißer Sesam) oder mit der Schale (schwarzer Sesam) verwendet werden, auch als Dekoration.

Mirin

Er ist ein süßer Wein, der durch die Fermentation von Klebreis gewonnen wird. Er wird beim Kochen nur zum Würzen verwendet.

Reisessig

Er ist bei der Zubereitung von Sushi-Reis unverzichtbar und hat einen viel milderen Geschmack als Weinessig und einen geringeren Säuregehalt. Er hat antibakterielle und konservierende Eigenschaften.

Fliegende Fischeier

Sie können durch Forelle oder sogar Hering ersetzt werden und werden für die Zubereitung von Uramaki und zum Garnieren verwendet.

Shitake-Pilze

Diese Pilze sind getrocknet im Handel erhältlich. Bevor sie verwendet werden, müssen sie in heißem Wasser eingeweicht werden.

Surimi

Es ist eine Paste aus weniger wertvollem Fisch mit einer rosafarbenen und weißen Farbe und einem Geschmack, der dem von Krabben ähnelt. Sie wird in Maki verwendet.

Katsuobushi und Bonito

Sie sind kleine rosa Flocken, die aus geräuchertem und getrocknetem Thunfisch oder Palamita gewonnen werden. Sie sind bei der Zubereitung von Dashi-Brühe immer dabei.

Dashi-Brühe

Eine typische Zubereitung der japanischen Küche, die in vielen Zubereitungen verwendet wird. Sie wird mit Kombu-Algen und getrocknetem Kezuribushi-Fisch zubereitet.

Kanpyō

Das sind Streifen aus getrocknetem Kürbis. Er wird einige Stunden lang eingeweicht, bevor er in der Brühe gekocht wird. Er eignet sich auch hervorragend für Sushi.

Kombu

Er ist auch als Kelp-Alge bekannt und eignet sich hervorragend zur Entgiftung. Kombu-Algen werden oft zum Kochen von

Hülsenfrüchten verwendet, da sie sie bei der Zubereitung von Brühen und Suppen weicher und bekömmlicher machen. Er wird auch getrocknet verzehrt und dazu verwendet, Sushi-Reis mehr Aroma zu verleihen.

SUSHI-BEILAGEN

Im japanischen Sushiya werden zusammen mit Sushi leichte Suppen von durchsichtiger Farbe oder auch Misoshiru, die mit Miso zubereitete Suppe, angeboten.

Grüner Tee wird oft als Beilage zu Sushi serviert und hat den gleichen Zweck wie marinierter Ingwer: Er soll helfen, den Geschmack des vorherigen Fisches aus dem Mund zu entfernen, bevor man den nächsten probiert. Aus demselben Grund, nämlich um den Gaumen ohne Nachgeschmack zu verlassen, darf das Aroma des Tees nicht zu stark sein. Deshalb werden bevorzugt O-cha Grüntee und Bancha serviert, Teesorten mit relativ wenig Aroma.

Japaner trinken oft alkoholische Getränke zu Sushi; in den meisten Fällen handelt es sich dabei um leichtes Bier oder Sake verschiedener Qualitäten, mit hohem oder niedrigem Alkoholgehalt. Getränke, die man als "frisch" bezeichnen könnte, mit einem delikaten Geschmack, der den Fisch nicht überwältigt. Die bevorzugten Biere sind die nationalen Biere: Sapporo, Suntory, Asahi und Kirin.

Um Sushi richtig mit Wein zu kombinieren, solltest du die Hauptzutat des Gerichts, nämlich Fisch, berücksichtigen. Wir empfehlen einen weißen oder roséfarbenen Wein, der nicht zu aromatisch ist. Ausgezeichnete Weinqualitäten, die zu Sushi passen, sind: Riesling, Sauvignon Blanc, Gewürztraminer, Grüner Veltliner und der italienische Schaumwein Franciacorta Satèn.

Die köstlichsten und am häufigsten verwendeten Saucen sind sicherlich Sojasauce und Wasabi, aber auch die sehr schmackhaften Ponzu, Teriyaki, Tsuyu, Nitsume und Karashi können zu Sushi verwendet werden. Die Ponzu-Sauce sieht der Sojasauce sehr ähnlich, aber ihr Aroma ist saurer und zitrusartiger. Diese Sauce wird oft zum Marinieren von Gemüse oder Fleisch, zum Würzen von Salaten und rohem Fisch verwendet. Ihr perfektes Gleichgewicht zwischen dem Salz der Sojasauce, der Säure von Reisessig und Zitronen und der Süße von Mirin und Orange macht sie zu einer perfekten Begleitung für viele japanische Gerichte.

Teriyaki-Sauce ist eine süß-saure Sauce, die typisch für die japanische Küche ist. Sie wird als Gewürz für Fischgerichte, Sushi und Sashimi verwendet, kombiniert mit Fleisch oder Reisgerichten.

Tsuyu ist eine Soße oder konzentrierte Brühe aus Sojasoße und Dashi-Brühe, die mit Fischflocken und Meeresalgen zubereitet wird. Sie kann als Soße verwendet werden, um vielen japanischen Gerichten den typischen Geschmack von Sojasoße und Fisch zu verleihen, oder sie kann verdünnt und als Brühe für Nudeln oder zum Dippen von Tempura verwendet werden.

Nitsume ist eine Soße mit kontrastierenden süßen und salzigen Noten, die normalerweise zu Nudeln und Sushi mit Aal, Tintenfisch, Garnelen und Blaufisch verwendet wird.

Karashi-Sauce ist eine weitere Sauce mit einem sehr würzigen und scharfen Geschmack. Es ist kein Zufall, dass sie teilweise aus Wasabi hergestellt wird. Wegen ihres intensiven Geschmacks wird sie oft mit anderen Soßen verdünnt, um den Geschmack zu versüßen. Meistens wird die Karashi-Sauce zu Fleischgerichten gereicht.

WERKZEUGE & AUSRÜSTUNG

Das einzige Werkzeug, das für die Sushi-Zubereitung notwendig und nicht austauschbar ist, ist das Makisu, die Bambusmatte, mit der die Maki gerollt werden. Für alles andere kannst du Werkzeuge verwenden, die in unseren Küchen üblich sind. Es besteht jedoch kein Zweifel, dass die Verwendung spezieller Utensilien deine Arbeit erheblich erleichtert. Du findest sie in jedem größeren, gut sortierten Geschäft oder Asialaden.

Das japanische Messer

Das japanische Wort, mit dem der Begriff "Koch" übersetzt wird, ist hōchōnin, wörtlich "derjenige, der das Messer benutzt". Hōchō, das in zusammengesetzten Wörtern zu bōchō wird, ist das Messer und nin, die Person, die es benutzt. Die Messer sind die wertvollsten Werkzeuge des Sushi-Kochs. Sie müssen sorgfältig behandelt, während des Gebrauchs oft mit einem feuchten Tuch gereinigt, immer in ihrem Etui aufbewahrt und von Hand geschärft werden. Zu wissen, wie man eines dieser Messer benutzt, ist sehr wichtig für den Erfolg des Gerichts. Wenn du japanische Messer kaufen möchtest, solltest du daran denken, dass es spezialisierte Geschäfte gibt oder sie online kaufen. Vor dem Kauf ist es hilfreich, die wichtigsten Arten von hōchō zu kennen.

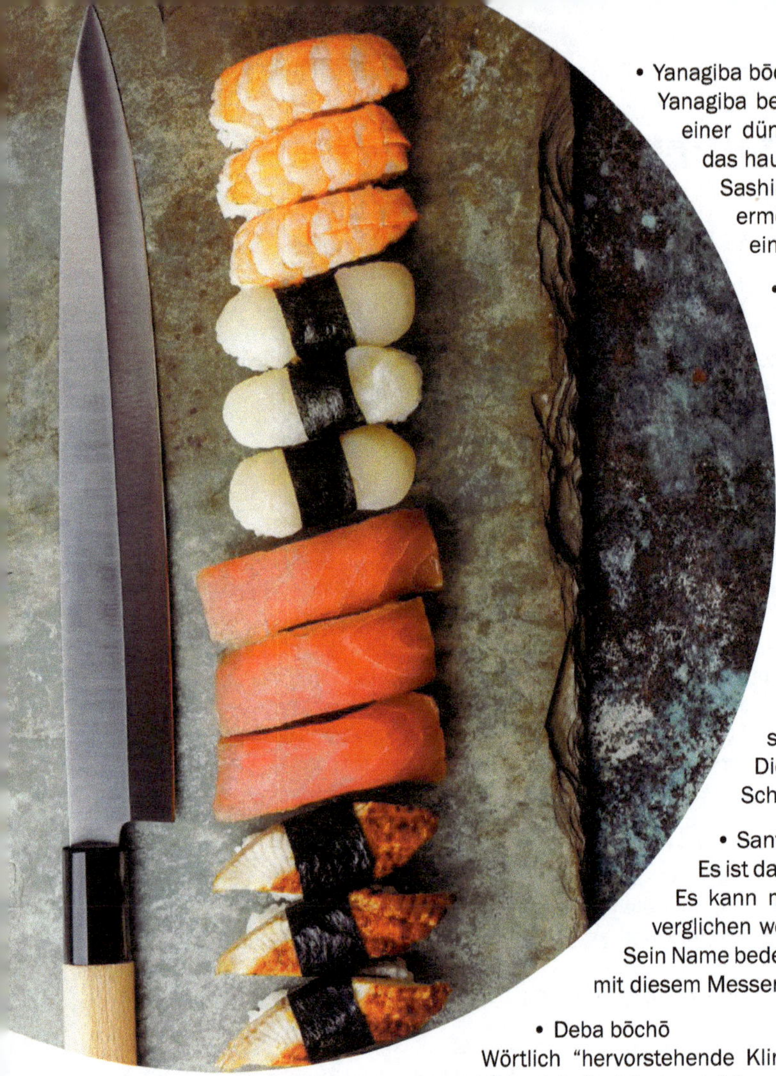

- Yanagiba bōchō.
Yanagiba bedeutet "Weidenblattklinge". Es ist ein Messer mit einer dünnen, langen Klinge mit asymmetrischer Schärfe, das hauptsächlich zum Schneiden von Fisch für Sushi und Sashimi verwendet wird. Die Länge und Form der Klinge ermöglichen eine lange, kontinuierliche Bewegung und einen sauberen, glatten Schnitt.

- Nakiri bōchō
Dieses Messer wird zum Schneiden und Hacken von Gemüse verwendet. Es hat eine Axtform, eignet sich aber nicht zum Durchschneiden von Knochen. Es ist ein Messer für den Hausgebrauch, dessen Form je nach Herkunftsregion variiert. In Tokio ist es rechteckig, während es in der Region Osaka eine abgerundete Ecke auf der gegenüberliegenden Seite der Klinge hat.

- Usuba bōchō
Ein viereckiges Messer, das von Fachleuten zum Schneiden von Gemüse, Obst und all den Lebensmitteln verwendet wird, aus denen dann das Sushi zusammengesetzt oder garniert wird. Es wird nicht für Fisch verwendet. Es unterscheidet sich vom nakiri bōchō durch die Form der Schneide. Diese Klinge schneidet besser und ermöglicht dünnere Scheiben als das nakiri, erfordert aber mehr Geschick.

- Santoku bōchō
Es ist das klassische japanische Mehrzweck-Küchenmesser. Es kann mit dem klassischen europäischen Küchenmesser verglichen werden. Die Klinge ist zwischen 13 und 15 cm lang. Sein Name bedeutet "drei Vorteile" oder "drei Verwendungen", denn mit diesem Messer kannst du Fleisch, Fisch und Gemüse schneiden.

- Deba bōchō
Wörtlich "hervorstehende Klinge", ist es eine Klinge, die als kleines Hackbeil verwendet wird. Es ist ein stabiles und schweres Messer mit einer asymmetrischen, breiten, soliden Klinge. Es wird für schwere Arbeiten verwendet, z. B. für die Enthauptung von Thunfisch, die Verarbeitung großer Lachse oder Schwertfische.

Hōchō Wartung

Sobald wir im Besitz von japanischen Messern sind, müssen wir wissen, wie wir sie lagern. Sie sollten vor dem ersten Gebrauch gut in kochendem Wasser abgespült werden. Während der Sushi-Zubereitung muss das Messer häufig mit einem feuchten Tuch gereinigt und gewaschen werden, wobei aggressive Reinigungsmittel, die die Klinge beschädigen könnten, zu vermeiden sind. Es muss mit einem weichen und trockenen Tuch abgetrocknet werden, um Oxidation zu vermeiden. Das Messer sollte nie in die Spülmaschine gegeben werden, und es ist notwendig, Glas- oder Granitplatten für Schneidearbeiten zu vermeiden, da sie die Klinge ruinieren. Am besten geeignet sind Schneidebretter aus Holz oder Kunststoff. Messer mit Naturholzgriffen sollten nicht zu lange in Wasser getaucht werden. Außerdem sollten sie regelmäßig mit neutralem Pflanzenöl geölt werden. Um eine Beschädigung der Klinge zu vermeiden, ist es gut, darauf zu achten, dass die Messer nicht mit anderen Metallgegenständen in Berührung kommen. Sie sollten in einem Holzblock oder einer Holzschublade aufbewahrt werden. Für das Schärfen ist es ratsam, sich an spezialisierte Handwerker/innen zu wenden.

Der Reisbehälter

Hangiri oder Handai ist ein breites, rundes, niedriges Gefäß aus Zypressenholz, das mit Messingbändern verbunden ist und in das der gekochte Reis gegossen wird, wenn er mit Essig vermischt werden soll. Es kann durch jedes breite Gefäß ersetzt werden, das Reis aufnehmen kann. Wichtig ist nur, dass er nicht durch einen Metallbehälter ersetzt wird. In Japan wird er vor der Verwendung in kaltes Wasser getaucht und mit einem Leinentuch getrocknet, damit der Reis nicht an den Wänden kleben bleibt und verdirbt. Um das Abkühlen des Reises zu beschleunigen, wird ein traditioneller japanischer Ventilator namens uchiwa verwendet.

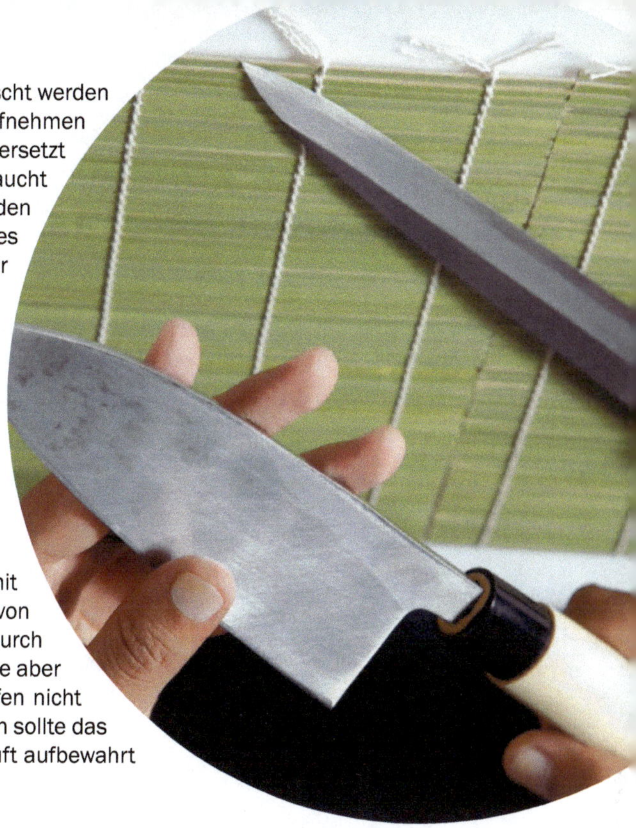

Der Spatel

Der Shamoji ist ein flacher, abgerundeter Bambus-Holzspatel, mit dem du den Reis im Hangiri schütteln kannst, ohne ihn zu zerbrechen. Denke daran, den Shamoji vor dem Gebrauch anzufeuchten. Nach dem Gebrauch sollte er in warmem Wasser gewaschen und getrocknet werden.

Die Bambusmatte

Das Makisu ist eine Matte aus kleinen Bambusstreifen, die mit dünnen Seilen zusammengebunden sind, und wird zum Rollen von Maki verwendet. Sie ist ein unverzichtbares Werkzeug, das durch nichts zu ersetzen ist, wenn du gerollte Sushi machen willst. Denke aber daran, dein Sushi auf der Seite zu wickeln, auf der du die Streifen nicht siehst, sonst bekommst du ein welliges Maki. Nach dem Gebrauch sollte das Makisu in warmem Wasser gewaschen, getrocknet und an der Luft aufbewahrt werden, bis es alle Feuchtigkeit verloren hat.

Das Schneidebrett

Er wird Manaita genannt und muss sauber, dick und trocken sein. Viele Köchinnen und Köche bevorzugen es aus Kunststoff statt aus Holz, weil es nicht nur sehr hygienisch ist, sondern auch glatt ist und die Arbeit erleichtert. Schneidbretter aus Glas oder Keramik, deren harte Oberfläche die Klinge ruinieren könnte, sind nicht zu empfehlen.

WO DU ZUTATEN UND AUSRÜSTUNG FINDEST

Wenn es um Sushi geht, spielen Faktoren wie Raffinesse, Zartheit, Farbe und Geschmack eine entscheidende Rolle, was es nicht nur zu einem Gericht für ein geselliges Beisammensein, sondern vor allem für ein romantisches Abendessen macht. Kein Gericht wird deinen Partner mehr verwöhnen, erfreuen und überraschen. Die Zubereitung eines romantischen Abendessens mit Sushi kann auch eine hervorragende Idee für ein erstes Date sein. Aber die Zubereitung von Sushi ist eine Kunst. Auch wenn es für einen Anfänger einschüchternd sein kann, ist es eine Art von Gericht, das auch von weniger erfahrenen Personen zu Hause zubereitet werden kann. Schließlich muss man bedenken, dass Übung den Meister macht.

Jetzt, wo du das richtige Kochbuch besitzt, musst du auch an die richtigen Zutaten und verschiedene Werkzeuge denken, die dir die Zubereitung von Sushi in der Küche erleichtern. Die Zutaten für Sushi findest du in ethnischen Läden und großen Supermarktketten. Sogar Fisch ist in jedem Fischladen leicht zu finden, vorausgesetzt, es handelt sich um ein Geschäft, das zum einen die Herkunft des Produkts und zum anderen die absolute Frische des Fisches garantieren kann. Komplizierter könnte die Suche nach Zubehör und Geräten sein, die für Sushi zu Hause geeignet sind. Deshalb haben wir beschlossen, dir zu helfen, die besten Produkte bequem von zu Hause aus zu finden. Hier ist eine zuverlässige und hilfreiche Liste von Online-Händlern für japanische Produkte in Deutschland.

Morita

Ein ausgezeichnetes Fachgeschäft für alle, die japanische Qualitätsprodukte lieben. Sie reichen von erlesenen Zutaten bis hin zu wunderschön gefertigten Geräten. Schau dir die handgefertigten Messer und Töpferwaren an - ein Stück japanische Lebensart!
https://www.japan-shop-morita.de/

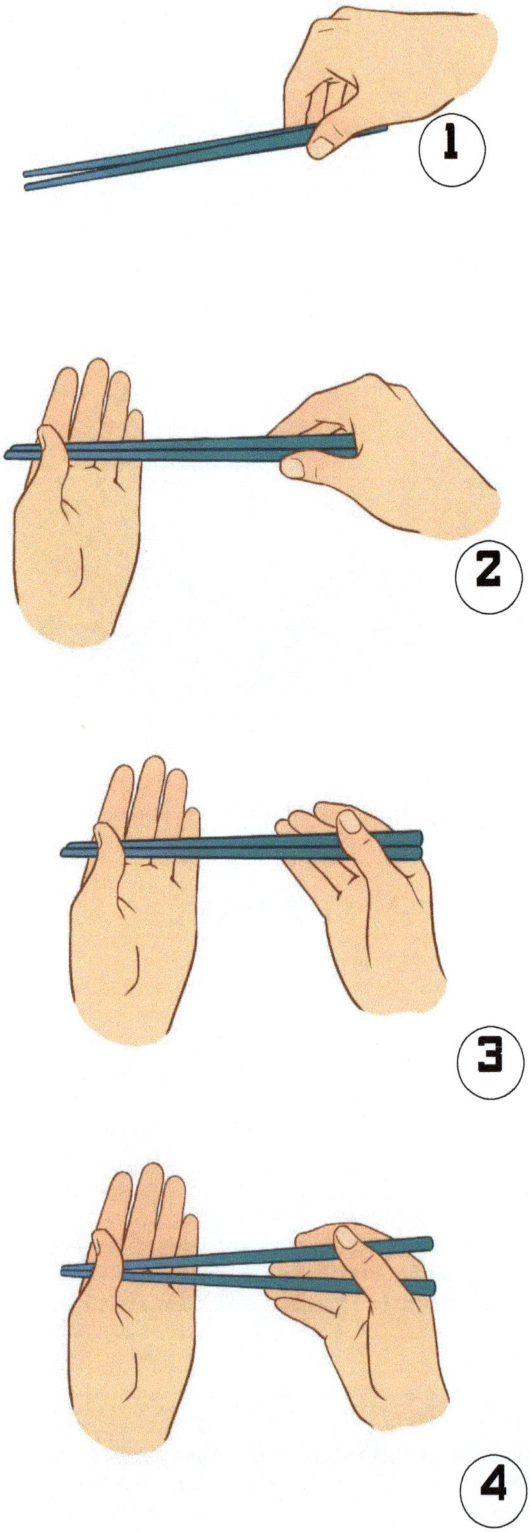

Tavato
Laden mit hochwertigen asiatischen Produkten mit einem großen Sortiment, von Küchengeräten... bis hin zu Kosmetik!
https://www.tavato.de/

Japanwelt
Ein Gemischtwarenladen für japanische Produkte. Hier findest du neben Lebensmitteln alles, was du brauchst, um einen kompletten Tisch zu decken! Die lackierten Artikel und das Geschirr sind gut verarbeitet.
https://www.japanwelt.de/

Asianfoodland
Hier findest du viele Zutaten der asiatischen Küche mit einer großen Abteilung für Sushi, von kompletten Sets bis hin zu Gewürzen.
https://www.asiafoodland.de/

Reishunger
Einer der beliebtesten und geschätztesten Online-Händler für Reisprodukte und Sushi. Große Produktvielfalt, von Zutaten über Kochwerkzeuge bis hin zu kompletten Sets. Toller Kundenservice!
https://www.reishunger.de/

Food Connection
Importeur von Qualitätsprodukten aus der ganzen Welt mit einer spannenden Abteilung für Sushi-Zutaten. Es gibt auch einige Accessoires, aber du wirst keine Kochutensilien oder Geschirr finden.
https://foodconnection-shop.de/

Deutsche See
Was wäre, wenn der Fisch für dein Lieblings-Sushi-Rezept direkt zu Hause ankäme? Gefroren, natürlich. Der Online Shop bietet eine große Auswahl an Fisch, der für diesen Bedarf geeignet ist. Neben dem Fisch auch wichtige Zutaten wie Reis, Essig und Wasabi! Ein bisschen teuer, aber Bequemlichkeit hat ihren Preis, und Deutsche See ist bequem!
https://www.deutschesee.de/

HARMONIE UND STIL

Beim Eindecken eines idealen japanischen Tisches solltest du darauf achten, dass jeder Gast neben dem Teller auch ein Schälchen für die Sojasauce und die Essstäbchen auf der passenden Unterlage, die meist aus verzierter Keramik besteht, vor sich hat - parallel zur Tischkante. Obwohl Sashimi normalerweise der erste Gang ist, gibt es keine Reihenfolge: Du kannst die verschiedenen Sushi-Arten je nach Geschmack abwechseln. Bedenke nur, dass es besser ist, mit gerolltem Sushi zu beginnen, weil der Nori-Algen in Kontakt mit dem Reis mit der Zeit feucht wird. Um die Aromen besser herauszuschmecken, ist es besser, Sushi mit weißem Fisch zu servieren, der zarter ist, und dann zu Thunfisch oder Blaufisch-Sushi überzugehen. Sashimi kann mit Stäbchen gegessen werden: Nimm die Scheiben eine nach der anderen und tauche sie leicht in die Sojasauce. Bitte mische den Wasabi nicht mit der Sojasauce.

Er sollte immer im Inneren der Fischscheibe verteilt werden, in Kontakt mit dem Reis. Sushi hingegen kann mit den Händen gegessen werden. Denke daran, dass es für den Verzehr auf der Straße geboren wurde. Halte ein Nigiri zwischen Daumen und Zeigefinger und gib es schnell in die Soße. Führe es so zum Mund, damit du zuerst den Fisch und dann die Sauce schmecken kannst. Iss die Sushi-Stücke in einem Bissen, ohne sie in die Reisseite zu tunken, sonst lösen sie sich auf deinem Teller. Übertreibe es nicht mit Sojasauce und Wasabi: Sie dienen dazu, den Geschmack des Essens zu verstärken, nicht um ihn zu überdecken oder zu verfälschen. Wenn du Essstäbchen benutzt, führe sie nicht ohne Essen zum Mund: Das verstößt gegen das Etikett. Und reiche niemals das Essen von deinen Essstäbchen an die eines anderen weiter: Diese Geste erinnert an die Einäscherungszeremonie, bei der die Angehörigen die Knochen des Verstorbenen mit den Essstäbchen weiterreichen, bevor sie sie in die Urne legen. Verteile eine ungerade Anzahl von Sushi in den Schüsseln und vermeide es, vier Stück zu nehmen, denn das ist traditionell kein gutes Omen.

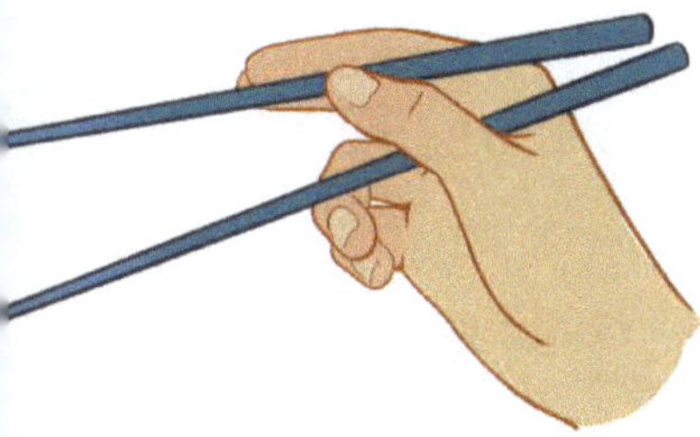

5

Wie man Stäbchen benutzt

In Japan wird Sushi hauptsächlich mit den Hashi gegessen, Einweg-Essstäbchen aus natürlichem Sugi-Holz. In einigen Restaurants befinden sich die Hashi in Schachteln, aus denen die Gäste ihr Paar herausnehmen und auf ihren Hashioki, einen traditionell verzierten Stäbchenhalter aus Keramik, legen. Wie in jedem anderen Land ist es auch in Japan und überall dort, wo du die japanische Küche genießen kannst, wichtig, deine Tischmanieren zu kennen, um einen guten Eindruck zu hinterlassen. Der richtige Umgang mit Essstäbchen ist wichtig, und mit ein bisschen Übung kannst du lernen, sie richtig zu halten. Denke daran, mit einfachen Lebensmitteln wie Weintrauben zu üben, bevor du zu Sushi übergehst! Befolge diese einfache Anleitung für das Halten von Essstäbchen nach der japanischen Etikette mit der Methode, die dir den besten Halt gibt.
Essstäbchen gemäß der japanischen Etikette zu halten:

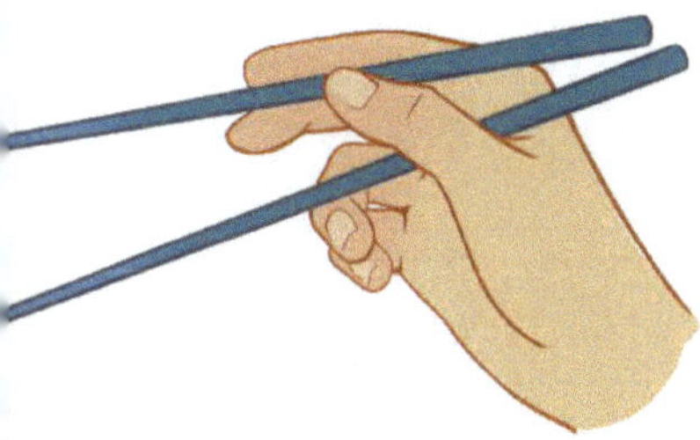

6

1. Nimm beide Stäbchen mit der Hand, mit der du isst.
2. Lege deine andere Hand unter das gegenüberliegende Ende, die Handfläche zeigt nach oben, und greife die Stäbchen.
3. Jetzt drehst du deine Handfläche nach oben und greifst wieder die Stäbchen.
4. Mit der Hand, mit der du isst, nimmst du beide Stäbchen und hältst sie so, wie es jetzt angezeigt wird.
5. Während du das Stäbchen in der Ecke zwischen Daumen und Zeigefinger hältst, lege deinen Ringfinger und deinen kleinen Finger unter das Stäbchen, um ihn zu stützen.
6. Halte den zweiten Stab zwischen Daumen, Zeige- und Mittelfinger, wie einen Stift.
7. Schiebe deinen Mittelfinger nach unten, so dass er den unteren Teil des oberen Stabes stützt. Drehe das obere Stäbchen mit deinem Zeigefinger nach oben und unten, so dass sie auf die Spitze des unteren Stäbchens trifft.

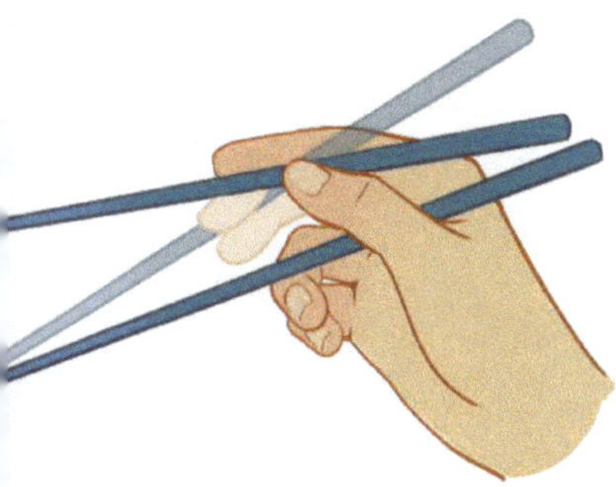

7

Diejenigen, die Sushi nicht mit Stäbchen essen können, können es bequem mit den Händen essen, so wie in alten Zeiten, als die Menschen in Yatai, den Banketten im Freien, aßen. Nimm das Sushi, drehe es um und tauche es in die Sojasauce auf der Seite des Fisches, dann nimm es in einem Bissen in den Mund. Versuche nicht, den Sushi-Happen durch Beißen zu essen: Du würdest nur eine Katastrophe verursachen, weil der

Fisch nicht so leicht zu schneiden ist. In den berühmtesten Sushi-Läden werden die Reishäppchen sogar in der richtigen Größe für den Kunden hergestellt: in der Regel größer für Männer und kleiner für Frauen. Früher hatten die Sushi-Theken eine Mulde, in die Süßwasser floss. Damit wurden die Hände zwischen den Fischen gereinigt. Diesen Brauch gibt es nicht mehr, aber du kannst deine Hände immer noch mit einem angefeuchteten Tuch reinigen, das auf Japanisch o-shibori heißt.

GRUNDLEGENDE ZUBEREITUNGS-TECHNIKEN

SUSHI-REIS

Su-Meshi Oder Shari

Su-meshi, auch Shari genannt, ist die traditionelle Zubereitung aus Reis, der mit einer Lösung aus Reisessig, Zucker und Salz gewürzt wird. Manchmal auch mit Kombu-Algen und Sakè. Die verwendete Reissorte ist der Japonica-Kurzkornreis. Die allgemeine Regel für das Kochen von Reis für Sushi ist, die gleiche Menge Reis und Wasser zu verwenden. Der richtige Prozentsatz hängt jedoch von der gewählten Reissorte ab. Da der Reis mit Essig gewürzt werden muss, ist es am besten, es nicht zu übertreiben und das Wasser vom Verhältnis 1:1 etwas zu reduzieren. Um die richtige Menge Reis für dein Sushi zu verwenden, denke daran, dass gekochter Sushi-Reis sein Gewicht verdoppelt. Dieses Rezept ergibt etwa 1 kg Sushi-Reis, genug für 3 hungrige Erwachsene oder um 4 Personen bescheiden zu ernähren. Bedenke, dass ein Mann bis zu doppelt so viel Sushi essen kann wie eine Frau. Die meisten professionellen Sushi-Köche und -Köchinnen empfehlen, zwischen 80 und 100 Gramm gekochten Reis pro Rolle zu verwenden, die aus 6 bis 8 Stücken besteht. Eine gute Faustregel ist, dass eine Rolle einem Gericht entspricht. Koche den Reis mindestens eine Stunde vor dem Servieren, um sicherzustellen, dass der Reis gut gekocht und gewürzt ist.

ROHER SUSHI REIS	GEKOCHTER SUSHI REIS	PORTIONEN	MAKI ROLLEN	MAKI PRO PORTION	NIGIRI PRO PORTION
1KG	2KG	6-8	20-25	120-140	80
500G	1KG	3-4	10-12	60-80	40
250G	500G	2	4-6	32-48	20

AUSRÜSTUNG

- Kochtopf oder Reiskocher
- Holzcontainer Hangiri
- Shamoji Spachtel
- Uchiwa-Fan
- Feuchtes Tuch
- Optional: Schüssel für Sushi-zu

ZUTATEN FÜR 4 PORTIONEN

- 500 g japanischer Kurzkornreis, Sorte Japonica (für etwa 950 g gekochten Reis)
- 470ml Wasser
- 80ml Awasezu (Reisessig, gewürzt mit Zucker und Salz)
- Optional: 1 Stück getrockneter Kombu-Algen (5g - 5cm x 5cm)

Hausgemachtes Sushi-zu Rezept. (Traditioneller Sushi-Essig)

- 80ml Komezu (Reisessig, ungewürzt)
- 30g Zucker
- 15g Salz
- Optional: Mirin oder Sake

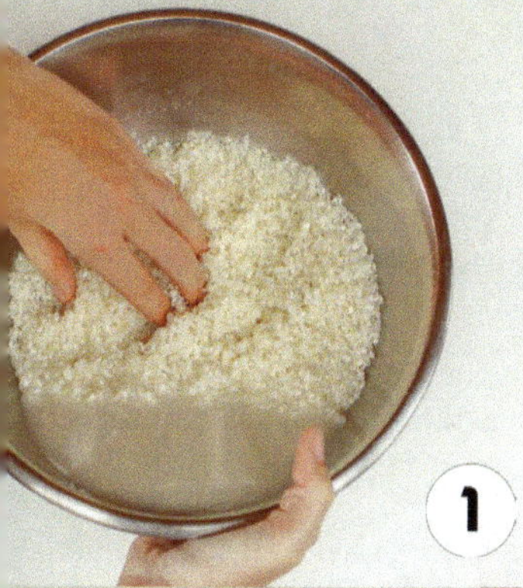

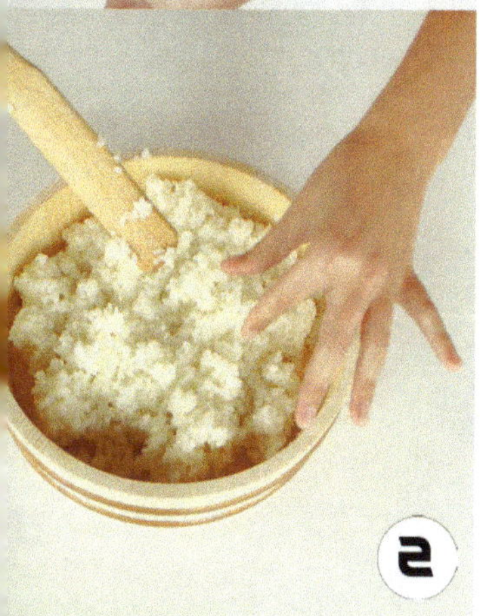

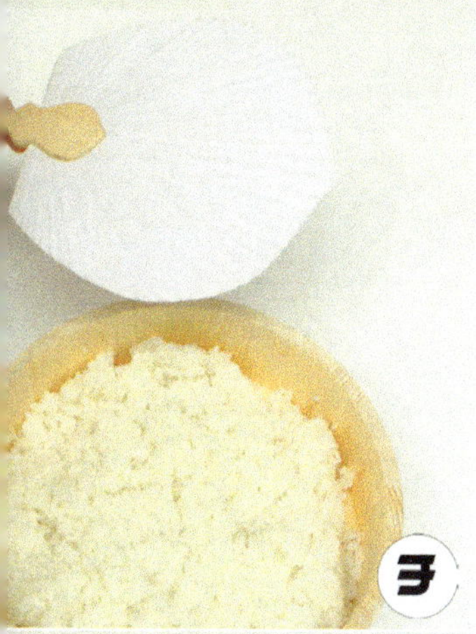

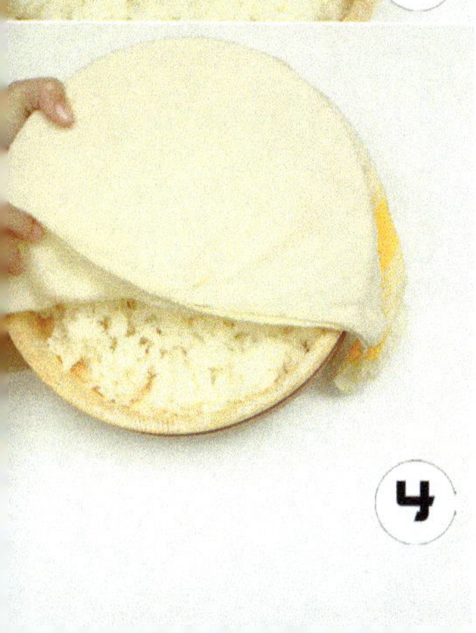

Gib den Reisessig und das Salz in einen kleinen Topf und erhitze ihn, ohne ihn zum Kochen zu bringen. Dann fügst du den Zucker hinzu und rührst ihn um, bis er sich vollständig aufgelöst hat. Jetzt kannst du die Kombu-Algen zum Sushi-zu geben, anstatt sie direkt in den Reis zu geben. Wenn du magst, kannst du einen Teelöffel Mirin oder Sake dazugeben. Abkühlen lassen.

VORBEREITUNG

1. **WASCHEN.** Wasche den Reis zunächst in kaltem Wasser. Durch dieses Waschen soll ein Teil der Stärke, die im Reis enthalten ist, entfernt werden, um weiche und leichte Körner zu erhalten. Außerdem wird der Reis von Verunreinigungen befreit, die nach dem Kochen den Geschmack verderben würden. Gib so viel Wasser hinzu, dass der Reis unter Wasser steht. Schüttle die Körner mit der Hand etwa 20 Sekunden lang vorsichtig in kreisenden Bewegungen. Schütte das überschüssige Wasser sofort weg, damit der Reis es nicht aufsaugt. Bei den ersten Waschvorgängen wird das Wasser wegen der Stärke milchig aussehen. Wiederhole den Vorgang noch 3 Mal, bis das Wasser weniger trüb ist.
2. **KOCHEN.** Sobald die überschüssige Stärke entfernt wurde, gibst du den Reis in den Reiskocher oder in einen Topf und bedeckst ihn mit einer Wassermenge, die etwas geringer ist als sein Gewicht. Wenn du möchtest, kannst du in diesem Schritt Konbu-Algen hinzufügen. Vermeide es, die Kombu-Algen zu waschen, um das Pulver auf ihrer Oberfläche zu entfernen, das ihnen das typische Aroma verleiht. Bringe den Reis zum Kochen, reduziere die Hitze und entferne die Kombu-Algen. Setze den Deckel auf und koche den Reis etwa 15 Minuten oder bis der Dampf absorbiert ist. Der Deckel darf während des Kochens nie abgenommen werden.
3. **WÜRZEN UND ABKÜHLEN LASSEN.** Wenn der Reis gekocht ist, gibst du ihn durch den Hangiri, der vorher in kaltem Wasser abgespült und getrocknet wurde, damit das Holz den Essig nicht aufsaugt und der Reis nicht an den Wänden kleben bleibt. Nun würzt du den Reis mit Essig. Dann rührst du den Reis mit einem Holzlöffel um. Neige den Schneidelöffel, um die Körner nicht zu zerdrücken. Während du den Reis umrührst und verteilst, damit das Gewürz einziehen kann, kühle ihn mit einem Ventilator ab. Dieser Vorgang dient dazu, den Reis zu würzen und zu kühlen, indem überschüssige Feuchtigkeit entfernt wird, damit er nicht zu weich wird.
4. **RUHEN LASSEN.** Decke den Hangiri mit einem angefeuchteten Küchentuch ab und lass ihn ruhen. Der Reis sollte auf Zimmertemperatur abgekühlt sein und nicht in den Kühlschrank gestellt werden. Überprüfe die Temperatur mit einem Küchenthermometer; wenn sie 35-36 °C erreicht, ist der Reis bereit für die Zubereitung.

FISCH ZUBEREITEN UND SCHNEIDEN

Befolge diese Schritte für die Zubereitung von Fisch nach dem Einfrieren. Alternativ kannst du deine Stücke vorbereiten und sie dann mindestens 24 Stunden bei -20 °C einfrieren. Bei diesem Verfahren bleibt der Geschmack des Fisches unverändert, aber alle Bakterien und Parasiten werden abgetötet. Je niedriger die Temperatur und je länger die Einfrierzeit, desto mehr Krankheitserreger sterben zuverlässig ab. Um die richtige Menge Fisch zu kennen, solltest du für eine Sushi-Mahlzeit 150-200 g Fisch pro Person verwenden.

Weißfisch Zubereitung

Shiromi

Shiromi Sushi ist der Oberbegriff für alle Sushi, die mit weißem Fisch garniert sind. Welche Art von weißem Fisch verwendet wird, hängt in der Regel von der Jahreszeit ab und umfasst in der Regel Dorade, Bernsteinmakrele, Flunder, Schnapper und Wolfsbarsch.

AUSRÜSTUNG

- Yanagiba bōchō oder ein flaches Messer zum Filetieren von Fisch
- Schneidebrett
- Pinzette

VORBEREITUNG

1. Lege das Messer zunächst hinter die Kiemenflosse. Entferne den Kopf mit einem diagonalen Schnitt.
2. Stecke dann die Messerspitze in den Fisch und schneide das Fleisch vom Kopf bis zum Schwanz vorsichtig parallel zur Gräte ein.
3. Schneide den Rücken des Fisches vom Ende des Schwanzes aus der Länge nach ein.
4. Stecke die Klinge des Messers flach zwischen die beiden Einschnitte und entferne das Filet mit einem festen Schnitt. Entferne dann die Fischgräte.
5. Reinige mit der flachen Klinge den Bauchbereich und entferne alle Gräten. Vergewissere dich, dass keine Fischgräten vorhanden sind, indem du mit den Händen über das Fleisch fährst. Falls nötig, kannst du sie mit einer Pinzette entfernen.
6. Filetiere den Fisch und mache einen kleinen Schnitt am Schwanzansatz, zwischen Fleisch und Haut. Führe die flache Klinge ein und schiebe sie an der Länge des Filets entlang und schäle es gründlich ab. Wiederhole den Vorgang für das andere Filet.

Halte das Filet mit deiner Hand fest. Neige das Messer im 45°-Winkel und schneide eine Scheibe im gleichen Winkel bis zum Rand des Fleisches. Trenne die Scheibe nun vollständig ab. Halte den bereits abgeschnittenen Teil fest und schneide mit dem Messer in aufrechter Position ein letztes Mal fest zu.

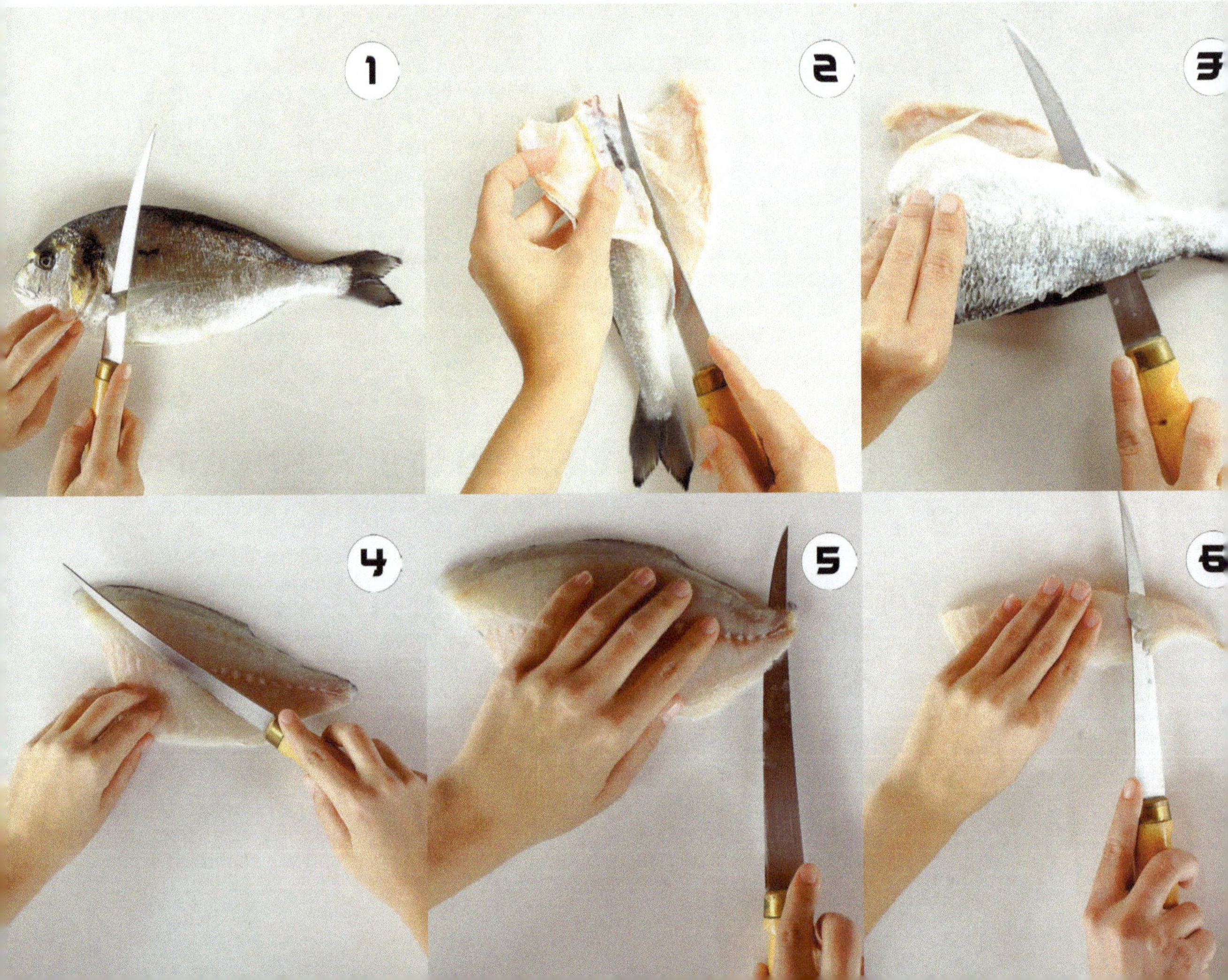

GARNELE ZUBEREITUNG

Ebi

Die Garnele ist für Anfänger in der japanischen Küche gut geeignet. Sie wird normalerweise roh für Sushi und Sashimi verwendet. Sie wird aber auch oft in Tempura verwendet, um leckere Rollen zuzubereiten.

AUSRÜSTUNG

- Yanagiba bōchō oder ein flaches Messer zum Filetieren von Fisch
- Schneidebrett
- Bambusspieß
- Papierhandtücher

VORBEREITUNG FÜR TEMPURA

1. chäle die Garnele in der Nähe der Beine und lass den Schwanz zur Dekoration übrig. Lege die Garnele flach aus und ritze den Rücken der Länge nach ein, um die Därme zu entfernen.
2. Schneide das Ende des Schwanzes ab, um das darin enthaltene Wasser zu entfernen.
3. Mache schräge parallele Einschnitte an den Seiten und am Bauch.

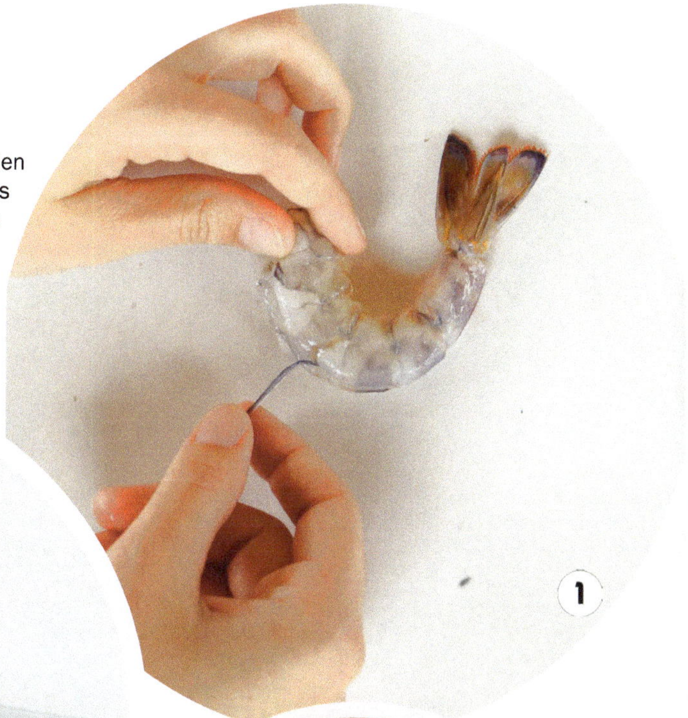

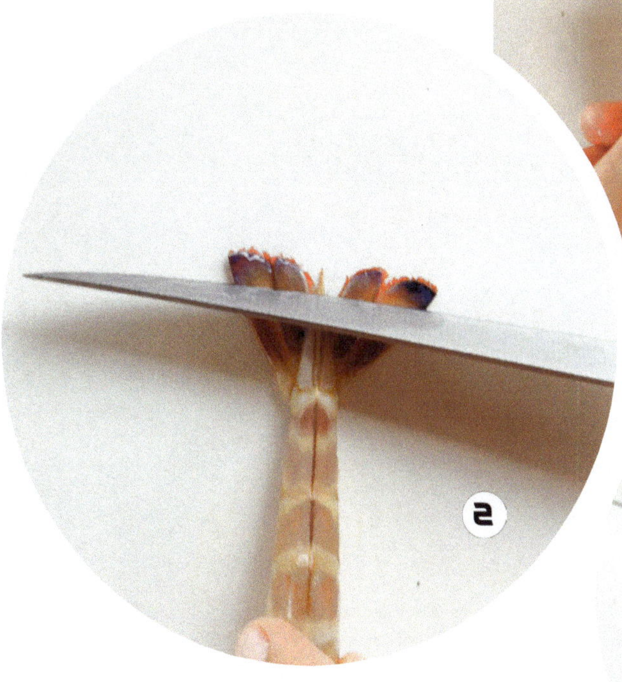

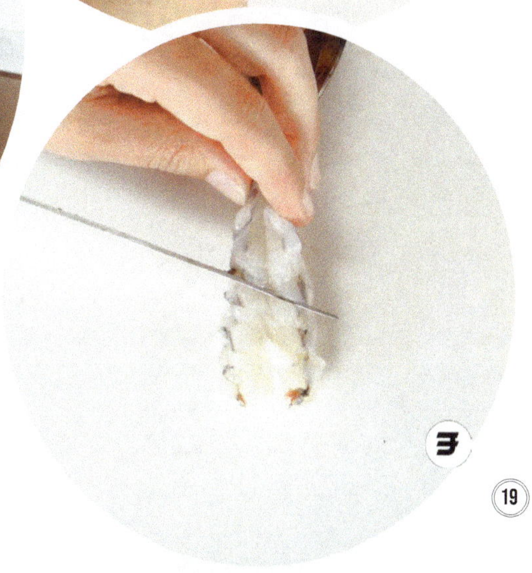

4. Drücke mit deinen Fingern leicht auf die gesamte Länge, damit sie sich beim Braten nicht wölbt.

VORBEREITUNG FÜR NIGIRI

1. Bereite eine große Schüssel mit Wasser und Eis vor. Koche Wasser und einen Teelöffel Salz in einem Topf. Stecke einen Bambusspieß direkt unter die Garnelenbeine, um sie gerade zu halten. Koche die Garnelen je nach Größe 1 bis 2 1/2 Minuten. Lege sie sofort in Wasser und Eis, um den Kochprozess zu stoppen.
2. Schäle die Garnele und lass den Schwanz zur Dekoration zurück. Schneide den Bauch ein. Öffne ihn in zwei Hälften, um den schwarzen Faden des Darms zu entfernen und trockne beide Seiten mit Papiertüchern.

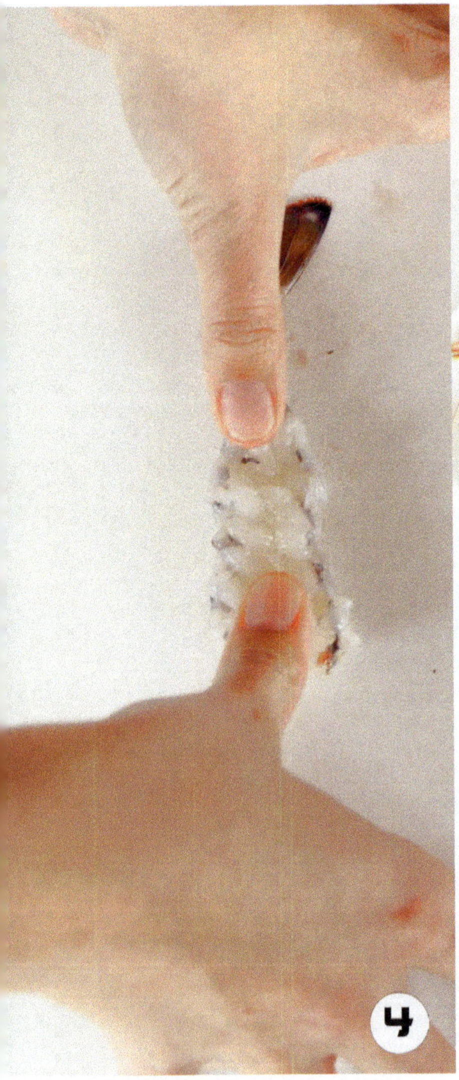

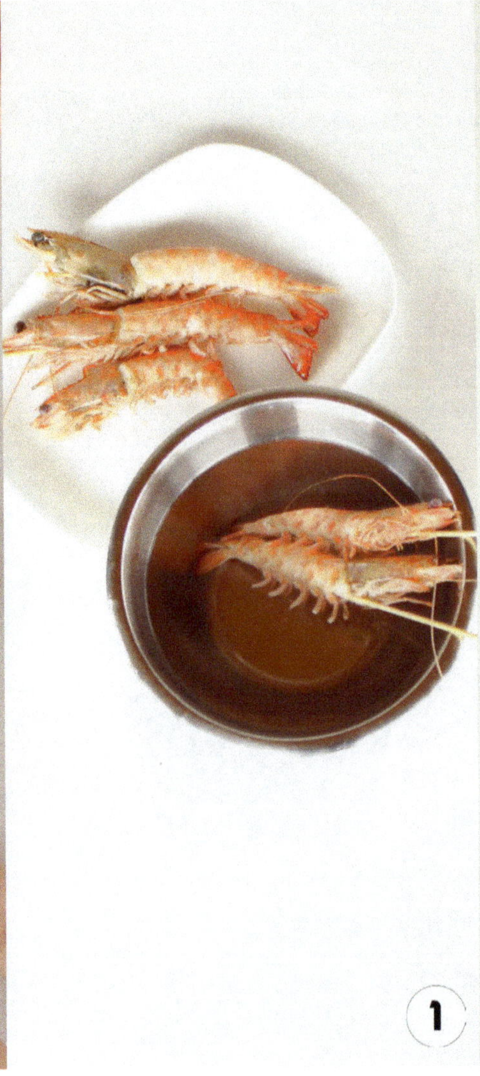

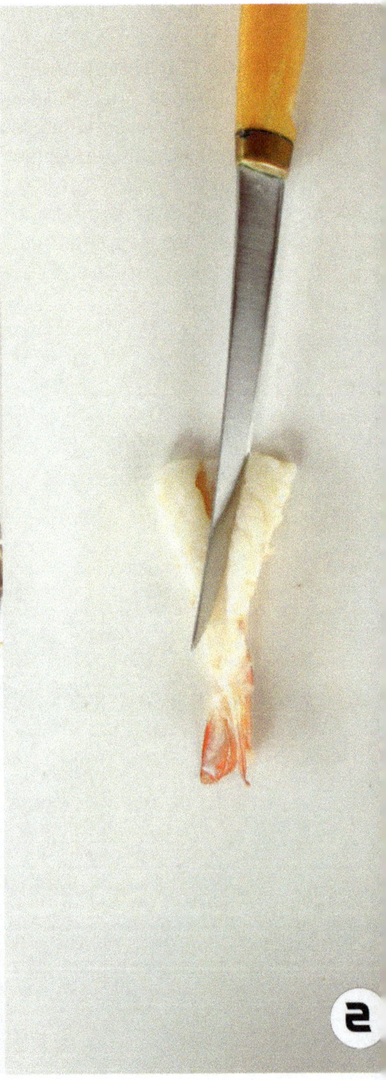

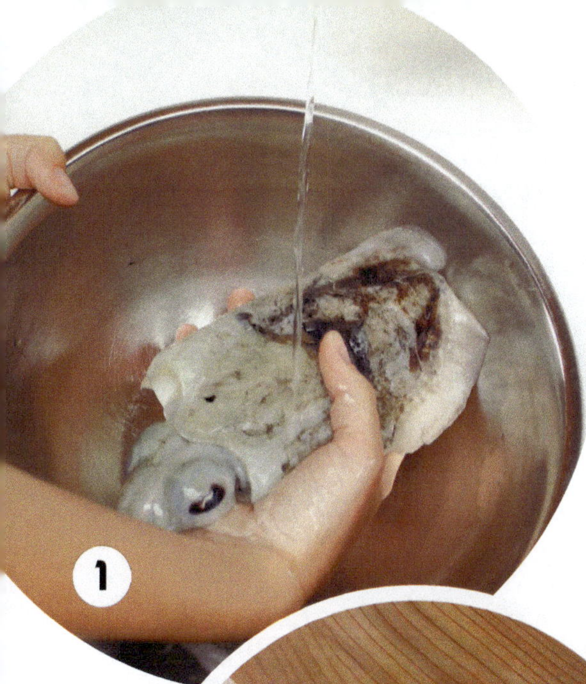

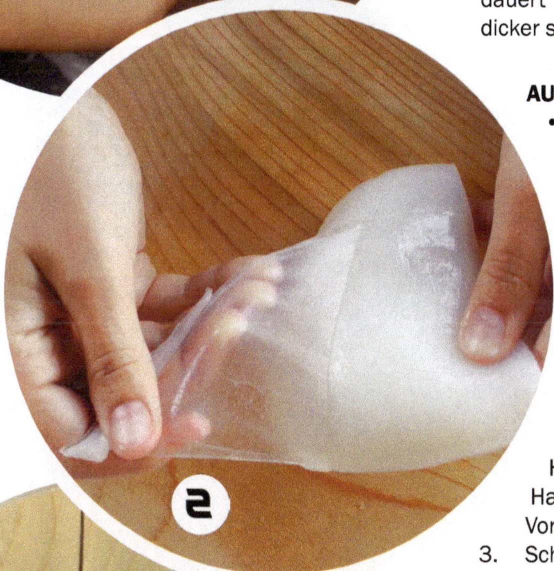

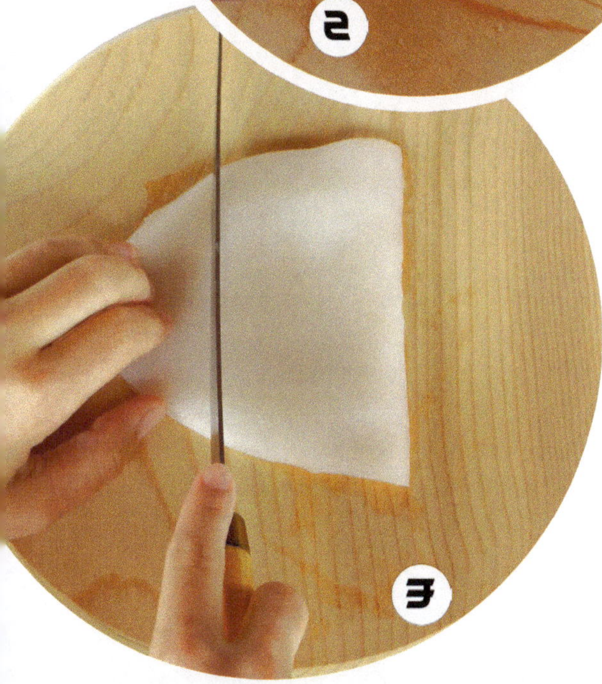

ZUBEREITUNG VON TINTENFISCH UND KALMARI

Sumi Ika

Sumi-ika, was so viel wie schwarzer Tintenfisch bedeutet, hat einen süßen Geschmack und eine zähe Konsistenz, die gut zu Reis und Essig passt. Sie tauchen im August auf den japanischen Speisekarten auf, wenn sie noch sehr jung und klein sind. Sie werden im Sommer zu hohen Preisen verkauft, weil sie mehrere Monate lang nicht erhältlich waren und die Kunden sie wieder genießen wollen. Die Sumi-ika-Saison dauert bis zum Frühjahr, wenn die Exemplare größer und dicker sind.

AUSRÜSTUNG

- Yanagiba bōchō oder ein flaches Messer zum Filetieren von Fisch
- Schneidebrett

VORBEREITUNG

1. Unter fließendem Wasser abspülen, um das Schwarz zu entfernen. Tentakel, Kopf, Knochen und Eingeweide entfernen. Ziehe die Seitenflossen nach oben, um sie zusammen mit der Außenhaut zu entfernen.
2. Mach einen leichten Einschnitt an einer der Kanten in Richtung der Breite. Hebe den Rand der Haut an, während du den Tintenfisch mit der anderen Hand festhältst, und ziehe ihn weg. Wiederhole den Vorgang auf der anderen Seite.
3. Schneide das Fleisch in 4 Finger breite Scheiben und drehe es um. Um Tintenfisch und Kalmar für Sushi zu verwenden, kippe das Messer um 45° und schneide 2,5 cm breite Scheiben. Für Sashimi schneidest du mit parallelen Schnitten etwa 5-7 mm dünne Scheiben.

NIGIRI - GRUNDTECHNIKEN

Nigirizushi - Gunkan

Das Wort Nigiri bedeutet auf Japanisch "zwei Finger". Das ist die typische Portion Reis, die Sushi-Köche für das "Nigiru" verwenden, also das Greifen nach dem Reis, um eine köstliche Scheibe frischen Fischs aufzunehmen. Sushi-Köche können eir einzelnes Nigiri mit schnellen und koordinierten Bewegungen in drei Sekunden oder weniger zubereiten. So wird vermieden dass der Fisch durch die Hitze der Hände seine Frische verliert. Gunkan bedeutet Boot, wie seine ovale Form vermuten lässt Es ist in Nori-Algen eingewickelt und die hohen Ränder dienen als Behälter für lose Zutaten wie Fischeier oder Krabbensalat Aufgrund seiner Einfachheit ist es perfekt für Sushi-Anfänger.

AUSRÜSTUNG

- Wasserschale
- Trockenes Tuch
- Tezu (angesäuertes Wasser zum Befeuchten der Hände)

Für Tezu:

- 250ml Wasser
- 30ml Reisessig (2 Esslöffel)
- 14 g Salz (1 Teelöffel)

Tezu, verhindere, dass das Sushi an deinen Händen klebt. Außerdem verhindern Essig und Salz eine mögliche Verunreinigung durch Bakterien. Kombiniere die Zutaten in einer kleinen Schüssel und mische sie gut, damit sich das Salz auflöst.

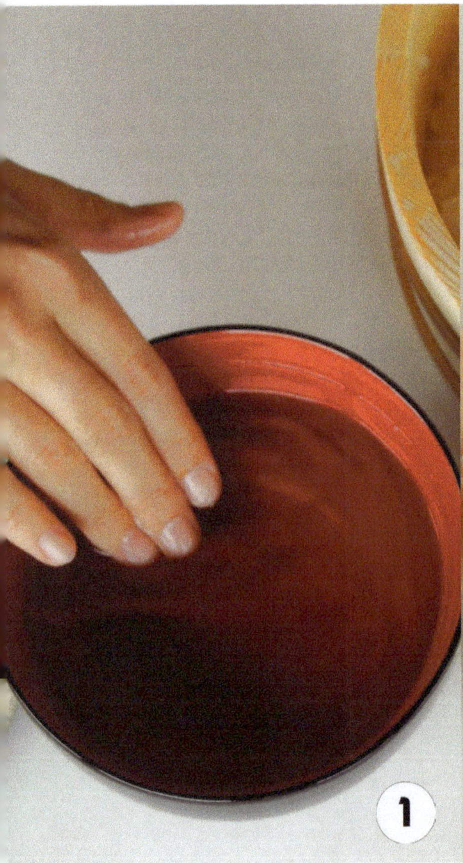

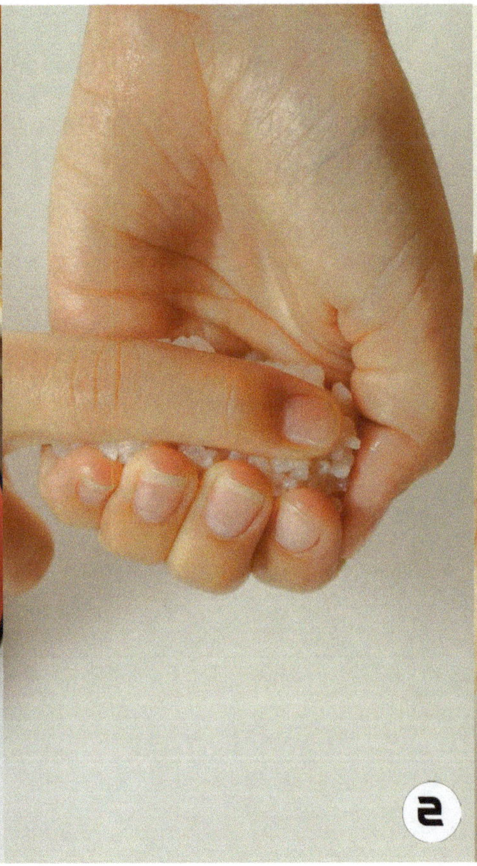

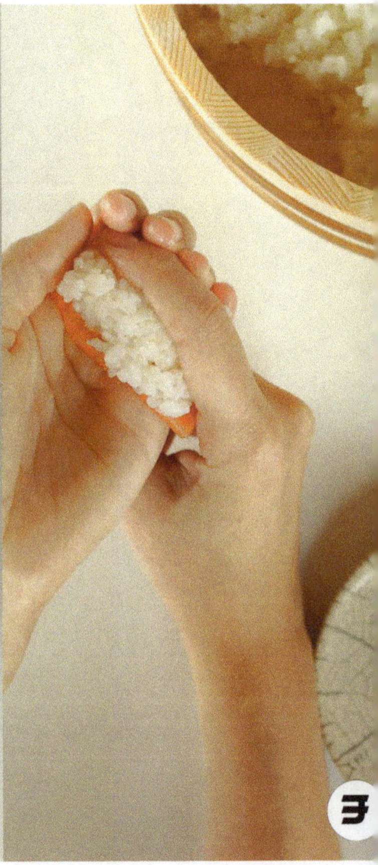

ZUTATEN
- Reis
- Vorgeschnittener Fisch und Rezeptzutaten
- Wasabi
- 1 Blatt Nori Seetang (18x20cm)

VORBEREITUNG
1. Befeuchte deine Hände leicht mit Tezu und schüttle sie, um überschüssige Feuchtigkeit zu entfernen.
2. Nimm die Fischscheibe in die linke Hand und halte sie mit dem Daumen fest, während du die Handfläche offen hältst.
3. Nimm nun mit deiner rechten Hand eine kleine Menge Reis und gib ihm eine längliche Form, ohne ihn zu sehr zu zerdrücken. Wenn du Wasabi verwenden möchtest, nimm eine kleine Menge mit dem Zeigefinger der Hand, die den Reis hält, und wische sie mit der anderen Hand über die Fischmitte. Streiche mit deinem Finger über das saubere Tuch, um die Wasabi-Reste zu entfernen. Wenn du keinen Wasabi verwendest, kannst du diesen Schritt auslassen. Drücke den Reis mit dem Zeigefinger deiner rechten Hand auf den Fisch, während du den Reis mit dem Daumen deiner anderen Hand blockierst. Drehe die Nigiri um, indem du den Fisch auf die Oberseite legst und mit deinem Zeigefinger auf die gleiche Weise andrückst. Wende die Nigiri und wiederhole den Vorgang.

Für Nigiri, die mit anderen Zutaten hergestellt werden, die nicht am Reis haften, wie z.B. Tamagoyaki Omelett, verwende Nori-Algen. Schneide 1 cm breite Streifen von der kurzen Seite der Nori-Algen ab.

1. Halte das Nigiri mit der linken Hand und verteile den Seetangstreifen mit der rechten Hand über das Nigiri.
2. Halte den Seetang mit deinem linken Daumen fest und klebe ihn mit der anderen Hand an den Seetang.

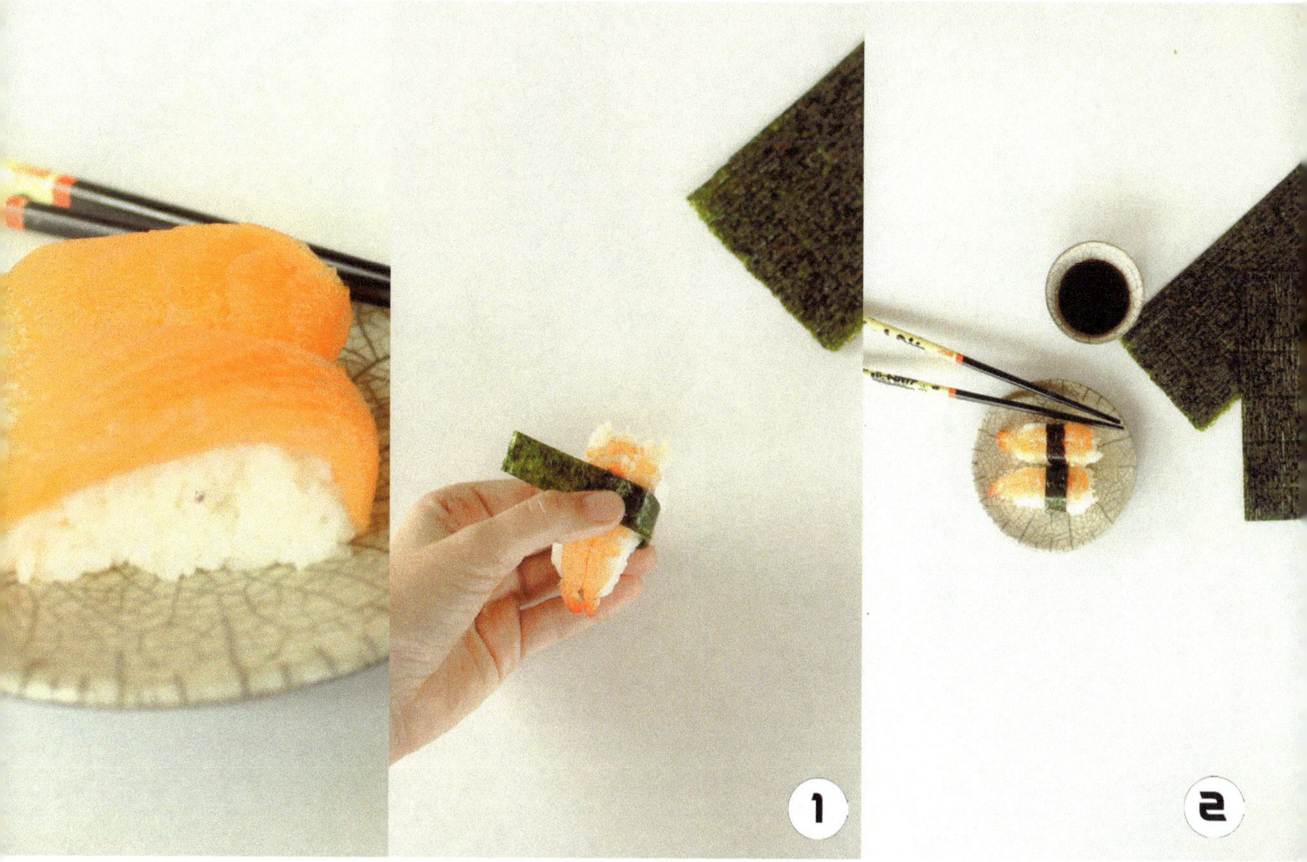

GUNKAN ZUBEREITUNG

Schneide ein halbes Blatt Nori-Seetang der Länge nach in 3 gleich lange Streifen (je etwa 3 cm). Forme ein ovales Reisbällchen nach der gleichen Anleitung wie für Nigiri.

1. Wickle den Reis mit den Nori-Algen ein und forme eine ovale Form. Oben auf dem Reis bleibt eine Tasche für die Gewürze.
2. Um die Nori-Algen zusammenzuhalten, zerdrücke ein paar Reiskörner am Ende des Streifens, die als Kleber dienen.
3. Mit Fischrogen oder anderen Zutaten würzen.

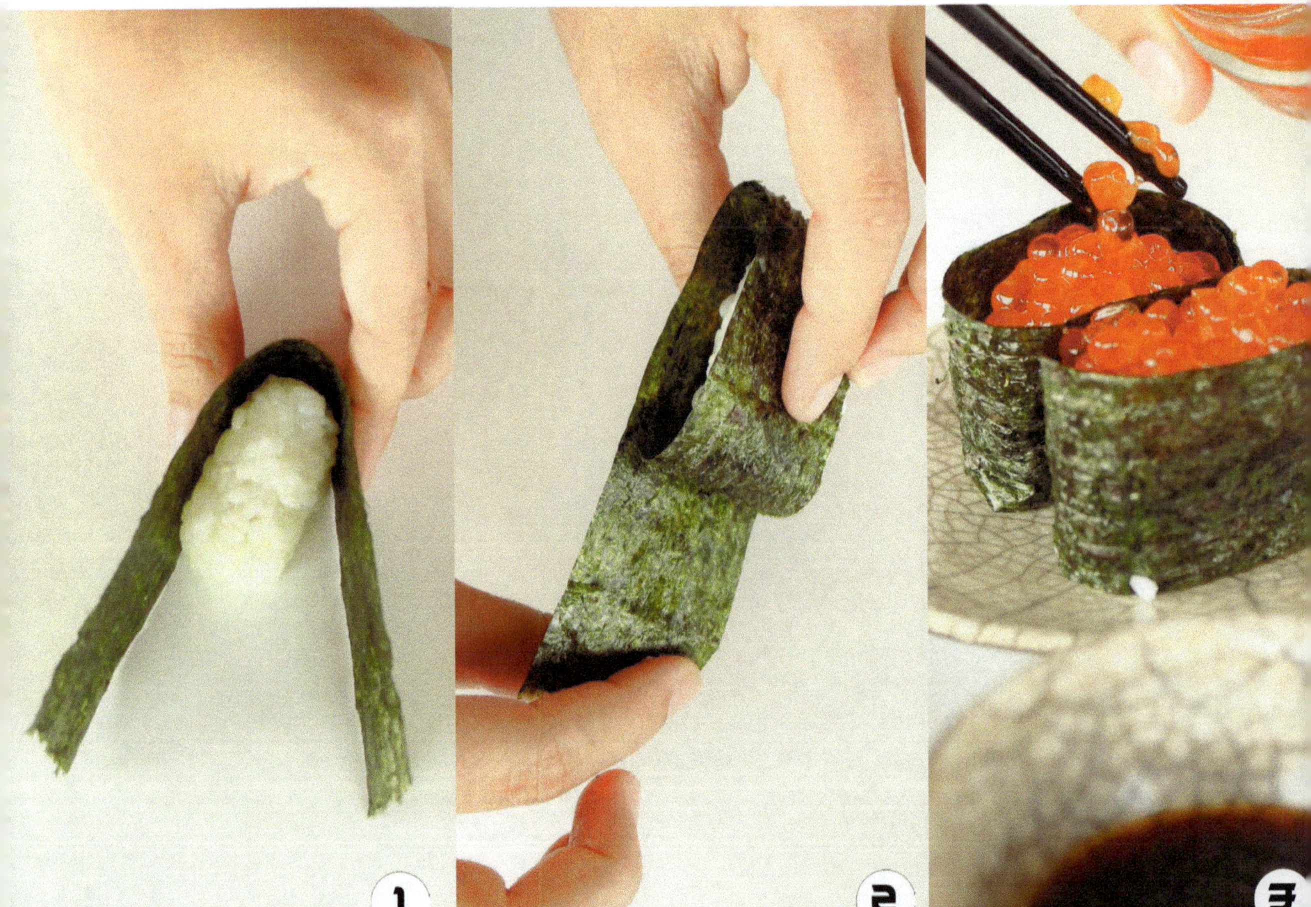

MAKI - GRUNDLEGENDE TECHNIKEN

Osomaki - Futomaki - Uramaki

Maki bedeutet auf Japanisch "gerollt" und steht für alle Arten von gerolltem Sushi mit Seetang auf der Außenseite. Es ist eine einfache Zubereitung, bei der du deiner Kreativität freien Lauf lassen kannst, denn Maki können mit einer Vielzahl von Zutaten individuell gestaltet werden. Die Größe der Sushi-Rolle unterscheidet hosomaki, die kleiner ist, von futomaki, die größer ist und in 2 cm dicke Stücke mit einem Durchmesser von 5-6 cm geschnitten wird. Bei ersteren werden 1-2 Zutaten verwendet, während futomaki mit mindestens 2-3 Zutaten garniert wird. Unter den Maki ist Uramaki zweifellos der unangefochtene Herrscher in unseren Sushi-Restaurants. Im Gegensatz zu den traditionellen Maki werden sie mit der Füllung und dem Nori-Seetang im Inneren zubereitet, während sich im äußeren Teil Reis befindet, der mit Sesamsamen verziert ist.

AUSRÜSTUNG

- Makisu-Matte
- Santoku bōchō oder ein gut geschliffenes Messer
- Schneidebrett
- Trockenes Tuch
- Tezu
- Frischhaltefolie für Uramaki

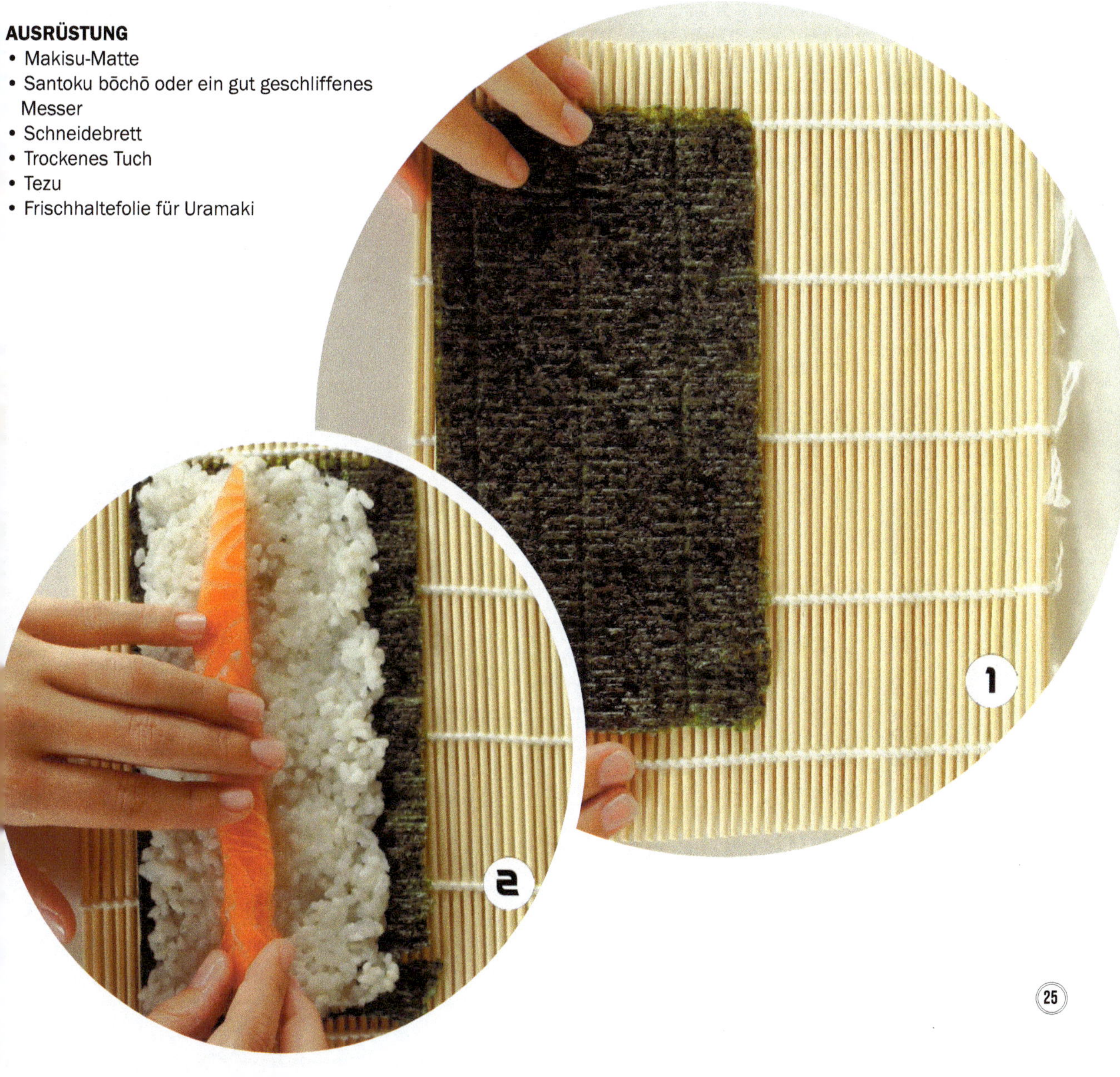

ZUTATEN

- Reis
- Vorgeschnittener Fisch und Rezeptzutaten
- Wasabi
- 1 Blatt Nori-Algen (1/2 Blatt für Hosomaki - 1 Blatt für Futomaki)
- Sesamsamen für Uramaki

VORBEREITUNG

Halte die Nori Algen mit der glänzenden Seite über die Flamme, damit sie eine dunkelgrüne Farbe bekommen. Du kannst auch vorgeröstete "Yaki Nori"-Nori-Algen kaufen, wenn du möchtest.

1. Nimm das Makisu und lege es auf der Arbeitsfläche aus. Lege dann ein Blatt Nori-Algen mit der glänzenden Seite nach unten, so dass die glänzende Seite beim Aufrollen außen ist. Befeuchte deine Hände mit der Tezu-Lösung. Nimm etwas Reis und verteile ihn auf dem Seetang, wobei du etwa 1-2 cm vom leeren Rand des Seetangs frei lässt. Mach die Algen nicht nass, denn die Algen sollen knusprig bleiben.
2. Dann nimmst du mit deinem Zeigefinger etwas Wasabi und verteilst ihn in der Mitte des Reises, dann wischst du deinen Finger am Tuch ab. Lege deine Füllung der Länge nach aus und rolle sie von der Seite, die dir am nächsten ist, vorsichtig zur Mitte hin auf, indem du mit den Händen unter das Makisu fährst.
3. Es ist wichtig, dass du die Fischfüllung festhältst, wenn du beginnst, den Seetang zu rollen. Drücke das Makisu nach unten und rolle es fest auf, so dass die Seetangschicht die Rolle fest verschließt. Zum Schluss drückst du die beiden Enden mit den Fingern zusammen, damit der Reis nicht herausläuft.
4. Danach nimmst du die Rolle aus dem Makisu und legst sie auf ein Schneidebrett. Schneide die Maki mit einem angefeuchteten Messer in der Mitte durch, lege die beiden Stücke nebeneinander und schneide sie dann in 4 gleiche Teile, so dass 8 Maki entstehen.

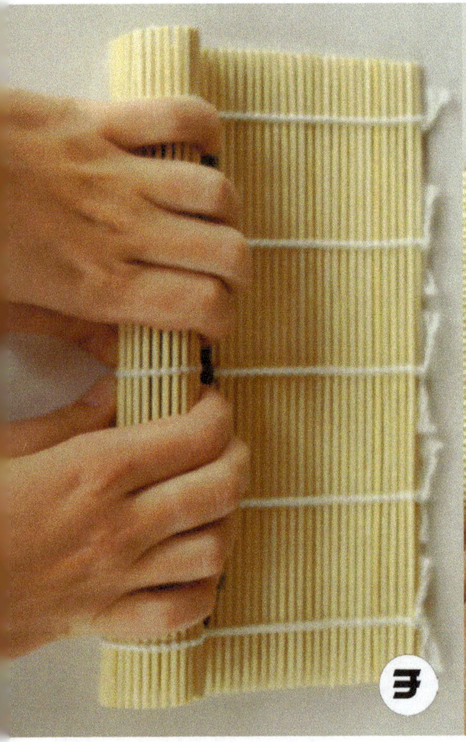

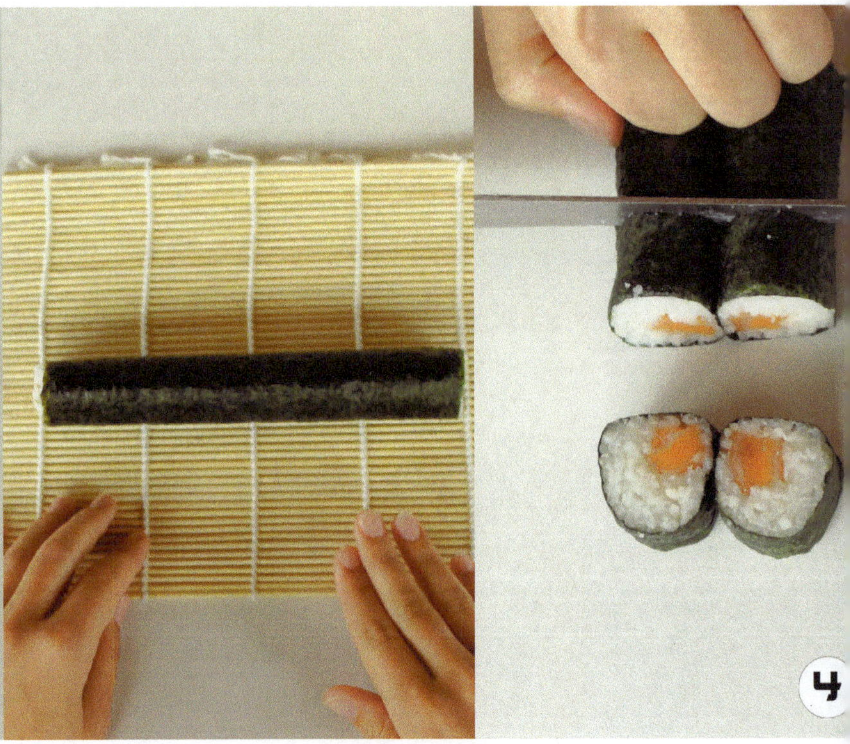

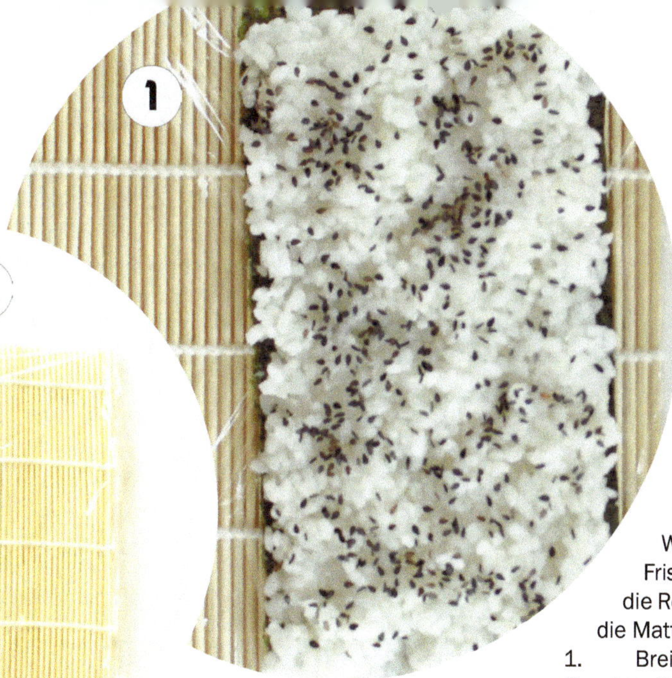

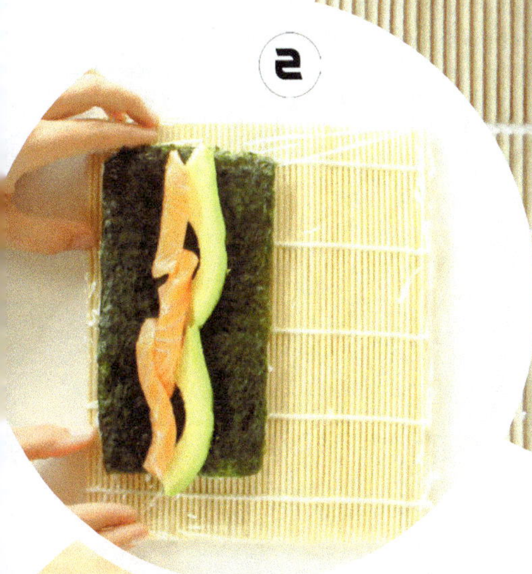

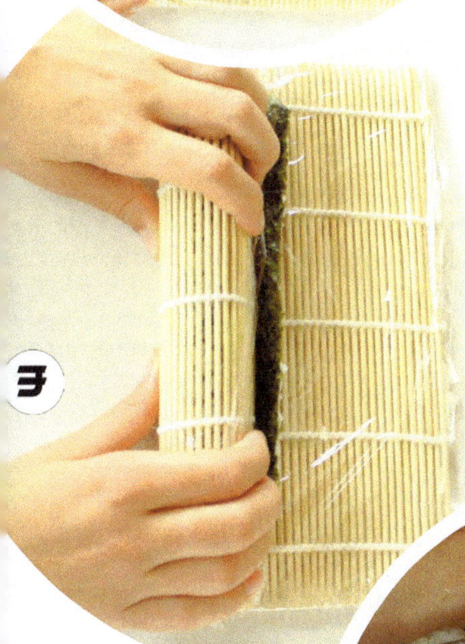

URAMAKI ZUBEREITUNG

Wickle das Makisu mit Frischhaltefolie ein, damit die Reiskörner nicht zwischen die Mattenstreifen fallen.

1. Breite ein Blatt Nori-Algen aus. Feuchte die Hände mit gesäuertem Wasser an und verteile eine Schicht Reis auf dem Seetang. Bestreue den Reis mit etwas geröstetem Sesam.
2. Drehe den Seetang um und bestreiche ihn mit einer dünnen Schicht Wasabi und dann mit allen Zutaten in der Mitte.
3. Rolle sie so fest wie möglich auf und achte darauf, dass du etwas Platz auf dem Nori lässt, um die Rolle zu schließen.
4. Öffne das Makisu ein wenig und drehe die Rolle um 90°, um sie vollständig zu schließen. Drücke die Rolle mit deinen Fingerspitzen fest, um die Form zu sichern. Denke daran, gut zu drücken, damit sich die Rolle nicht löst. Flache auch beide Enden ab. Öffne die Matte und lege den Uramaki auf ein Schneidebrett. Befeuchte die Klinge des Messers mit klarem Wasser und schneide die Rolle in zwei Hälften. Lege die beiden entstandenen Stücke nebeneinander und schneide sie in 4 gleiche Teile, so dass du 8 Uramaki-Stücke erhältst.

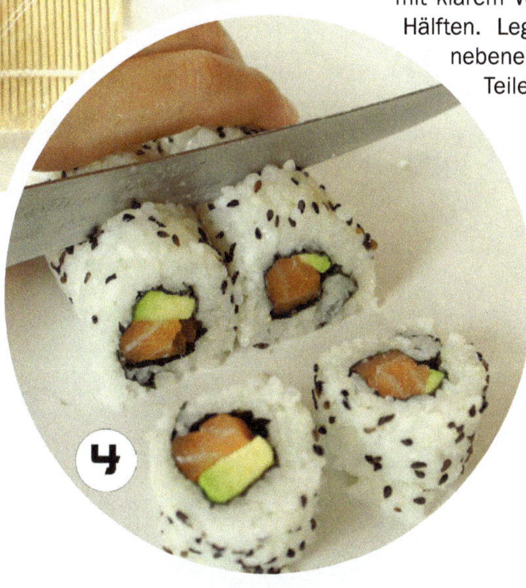

TEMAKI - GRUNDTECHNIKEN

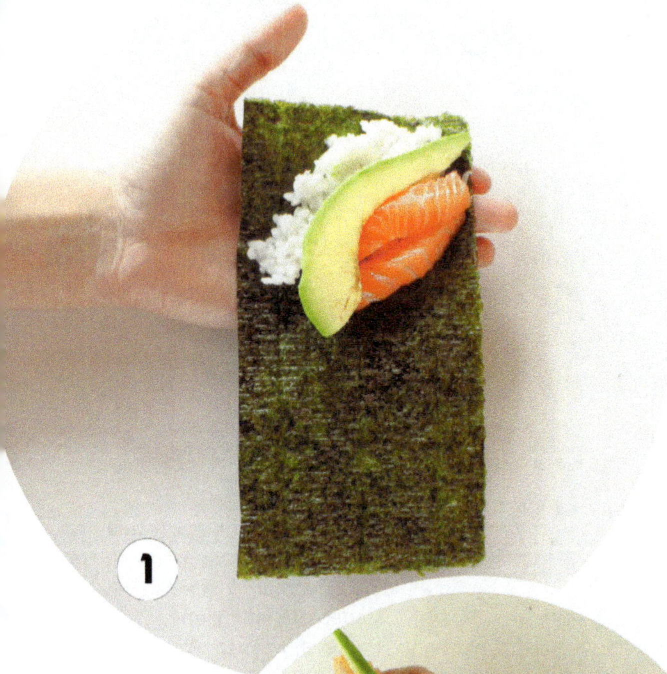

Temaki bedeutet handgemachtes Maki. Es ist die größte Art vo
Sushi und wahrscheinlich die am einfachsten zu machende
Es ist in Nori-Algen gewickelt, hat die Form eines Kegels un
ist mit Reis, Fisch und Gemüse gefüllt. Es ist eine ästhetisc
ansprechende Mischung, bunt und schmackhaft, die erst de
Blick und dann den Gaumen erobert.

AUSRÜSTUNG

- Trockenes Tuch

ZUTATEN

- Reis
- Vorgeschnittener Fisch und Rezeptzutaten
- Wasabi
- 1 Blatt Nori Seetang

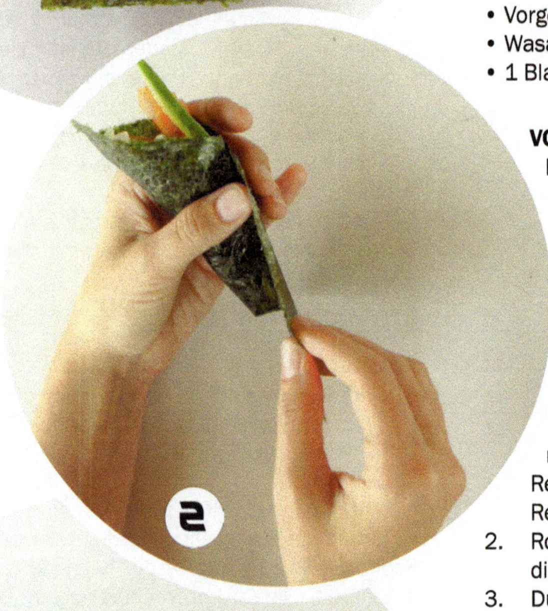

VORBEREITUNG

Halte die Nori-Algen mit der glänzenden Seite nach obe über die Flamme, damit sie eine dunkelgrüne Farb bekommen. Du kannst auch vorgeröstete "Yaki Nori' Nori-Algen kaufen, wenn du willst. Halte ein Blatt Seetan in deiner linken Hand. Denke daran, dass die Hand, di den Seetang hält, immer trocken sein muss, damit de Nori-Seetang knusprig bleibt.

1. Nachdem du deine rechte Hand mit der Tezu befeuchtet hast, gibst du etwas Reis in die ober linke Ecke und verteilst ihn nach unten. Gib den Wasal mit dem Zeigefinger deiner anderen Hand in die Mitte de Reises. Wische den Finger ab und füge die Zutaten aus der Rezept hinzu.
2. Rolle das Temaki auf, indem du die untere linke Ecke übe die gegenüberliegende obere rechte Ecke faltest.
3. Du kannst ein Reiskorn verwenden und es in der untere rechten Ecke als Kleber zerdrücken, um das Temaki z versiegeln. Das Ergebnis wird eine kegelförmige Rolle seir Verzehre sie sofort, wenn sie fertig ist, sonst werden die Nor Algen feucht und weich.

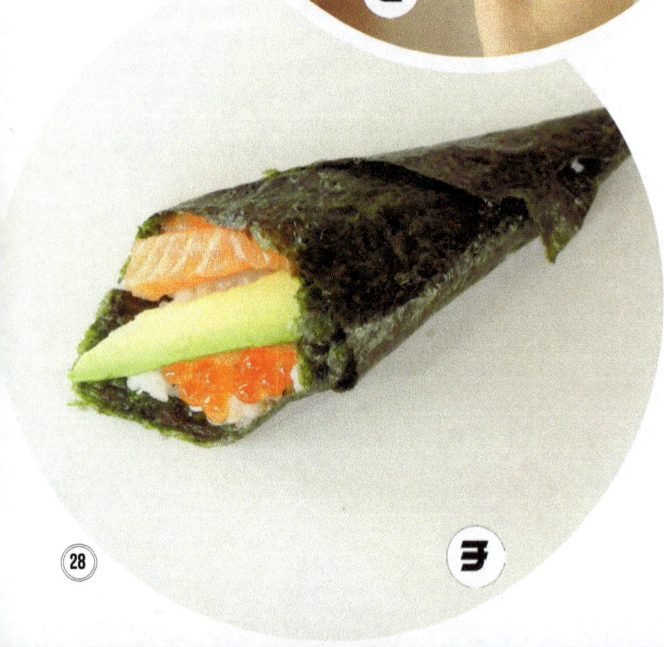

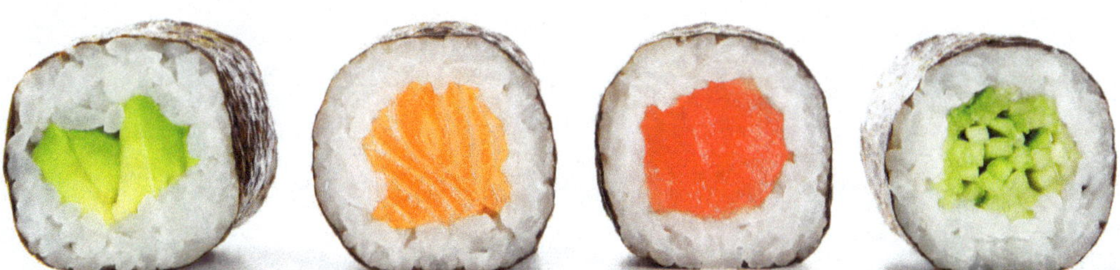

NIGIRI

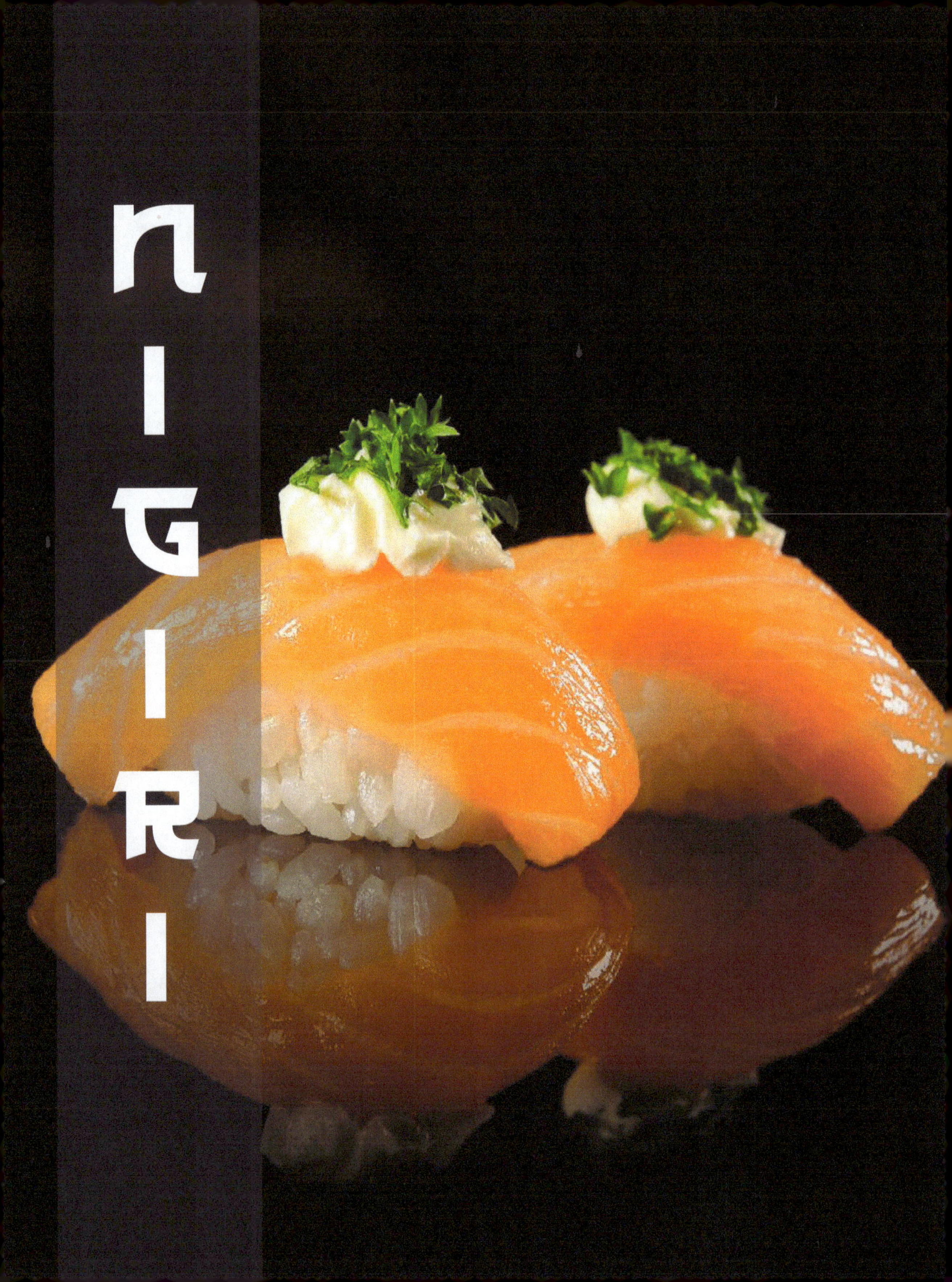

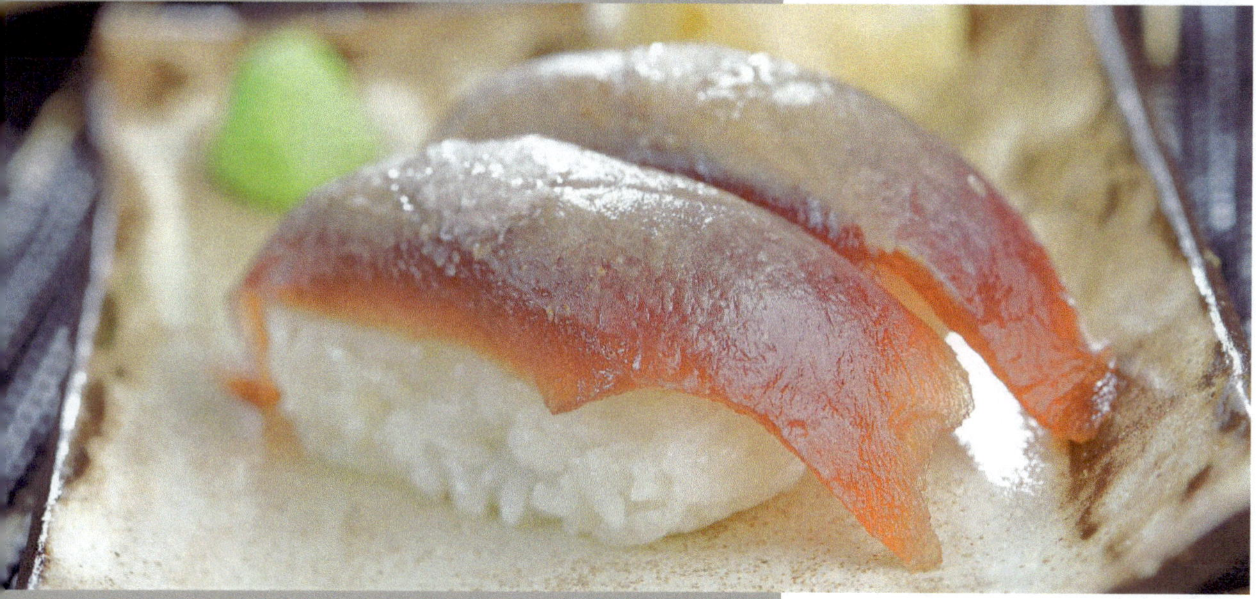

THUNFISCH NIGIRI

Maguro Nigiri

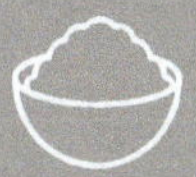

1 S

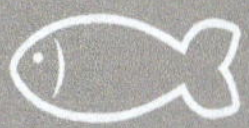

1 S

Schwierigkeitsgrad
Mittel

Es ist notwendig, Thunfischfilets mit einer Breite von mindestens 5-6 cm zu verwenden.
Schneide dann mit einem Messer schräge Scheiben, indem du das Messer im 45°-Winkel hältst.
Schneide die Scheiben 1/2 cm dick. Wenn du einen Teil des Thunfischs aus dem Bauch verwendest, der dicker ist, schneide ihn in dünnere Scheiben.
Bereite die Nigiri schließlich wie auf Seite 22 beschrieben zu, stelle die Teller zusammen und garniere sie mit einem Klecks Wasabi und eingelegtem Ingwer.
Nach Belieben mit Gurken, grünem Salat und Sojasauce servieren.

"Die Japaner bezeichnen die Arten von Thunfisch-Sushi nach dem Schnitt des Fisches. Der beliebteste Schnitt ist ō-toro, der Bauch des Thunfischs, der fetteste und geschmacksintensivste Teil, der rosa ist. Chū-toro ist der Teil mit mittlerem Fettgehalt. Akami hingegen bezeichnet den röteren Teil des Filets, der am häufigsten verwendet wird."

AUSRÜSTUNG:

- Yanagiba bōchō oder ein scharfes Filetiermesser
- Schneidebrett
- Tezu
- Trockenes Tuch
- Das Notwendige für die Zubereitung des Reises

ZUTATEN:

- 1 Portion Sushi-Reis (Rezept auf Seite ...)
- 245g Thunfisch
- 1 Teelöffel Wasabi
- Ein paar Scheiben eingelegter Ingwer
- Sojasauce

NÄHRWERTANGABEN:

Kal. 285 | Kohlenhydrate 37,1g | Eiweiß 20g | Fett 5,3g

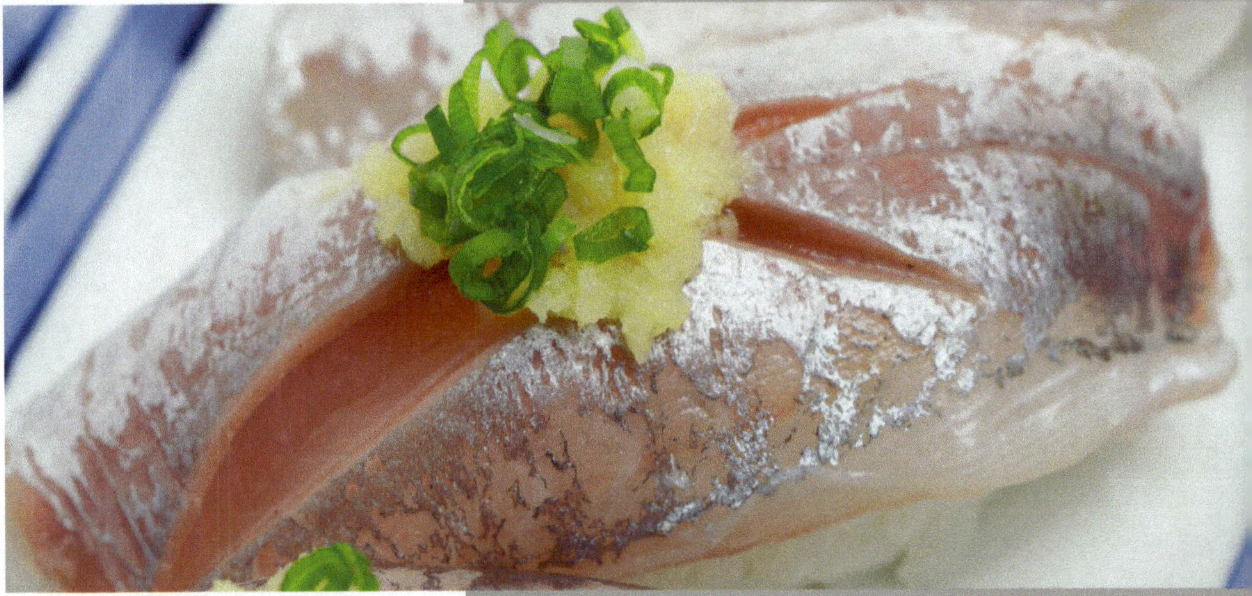

MAKRELE NIGIRI

Saba Nigiri

1 S

1 S + Marinierzeit

Schwierigkeitsgrad Schwer

AUSRÜSTUNG:

- Yanagiba bōchō oder ein scharfes Filetiermesser
- Schneidebrett
- Pinzette
- Tezu
- Trockenes Tuch
- Abbeizbehälter
- Das Notwendige für die Zubereitung des Reises

ZUTATEN:

- 1 Portion Sushi-Reis (Rezept auf Seite ...)
- 500 g Makrele bereits gesäubert
- 250 g Salz
- 300ml Reisessig
- 1 Stück frischer Ingwer
- Ein paar Scheiben eingelegter Ingwer
- Sojasauce

NÄHRWERTANGABEN:

Kal. 540 | Kohlenhydrate 36,7g
Eiweiß 35g | Fett 23,8g

Schneide zuerst den Kopf der Makrele ab und teile sie dann in 2 Filets, wobei du die Mittelgräte und den Schwanz entfernst.
Dann streust du eine Schicht Salz auf den Boden eines Behälters, legst die Filets hinein und deckst sie mit Salz ab. Dann lässt du sie 30 Minuten lang ruhen, oder 1 Stunde, wenn sie sehr groß sind.
Dann spülst du sie unter kaltem Wasser ab, gibst sie in einen anderen Behälter, bedeckst sie mit Reisessig und lässt sie 30 Minuten lang marinieren.
Entferne dann die innere Bauchhaut und die äußere Haut.
Entferne nun die Gräten mit einer Pinzette und schneide die Filets vom Schwanz her in schräge, etwa 1,5 cm dicke Scheiben.
Garniere die Nigiri mit geriebenem Ingwer und serviere sie mit Sojasauce und eingelegtem Ingwer.

"Verwende nur sehr frischen Fisch. Der Geschmack der Makrele wird intensiver, wenn sie mit Essig mariniert wird. Du kannst Nigiri nur mit rohem Fisch garnieren, ohne ihn zu marinieren, wenn du magere Stücke verwendest."

LACHS NIGIRI

Sake Nigiri

1 S

1 S

Schwierigkeitsgrad Mittel

AUSRÜSTUNG:

- Yanagiba bōchō oder ein scharfes Filetiermesser
- Schneidebrett
- Tezu
- Trockenes Tuch
- Das Notwendige für die Zubereitung des Reises

ZUTATEN:

- 1 Portion Sushi-Reis
- 500g Lachs
- 1 Teelöffel Wasabi
- Ein paar Scheiben eingelegter Ingwer
- Sojasauce

NÄHRWERTANGABEN:

- Kal. 266
- Kohlenhydrate 37,9g
- Eiweiß 16,8g
- Fett 4,3g

Wenn du Lachs in Scheiben schneidest, musst du gegen die Faser schneiden. Sonst bleibt die gesamte Maserung eine einzige gummiartige Fischscheibe. Schneide auch quer zur Faser, um eine bessere Textur zu erhalten. Eine Ausnahme kann für die Teile gemacht werden, an denen das Fleisch weicher und zerbrechlicher ist. Wenn du gegen die Faser schneidest, kann das Fleisch leicht brechen.

Lege die Klinge so, dass sie über die Maserung gekreuzt ist und biege sie in einem Winkel von etwa 45°, damit du Scheiben mit der richtigen Breite erhältst. Wenn sie nicht breit genug sind, vergrößere den Winkel des Messers.

Die Größe der Scheiben variiert je nach Geschmack, aber in der Regel sind sie 7 cm lang, 2,5 cm breit und etwa 0,6 cm dick. Bereite schließlich die Nigiri wie auf Seite 22 beschrieben zu, stelle die Teller zusammen und garniere sie mit einer Kugel Wasabi und eingelegtem Ingwer.

Mit Gurke, grünem Salat und Sojasauce servieren, falls gewünscht.

"Die Japaner schätzen den Lachs wegen seines weichen, fetten Fleisches und seines feinen Geschmacks sehr. Sogar im Westen hat er den Thunfisch als beliebteste Sushi-Zutat überholt. Der zarte Geschmack und die leuchtende Farbe machen das Fleisch zu einem vielseitigen Begleiter."

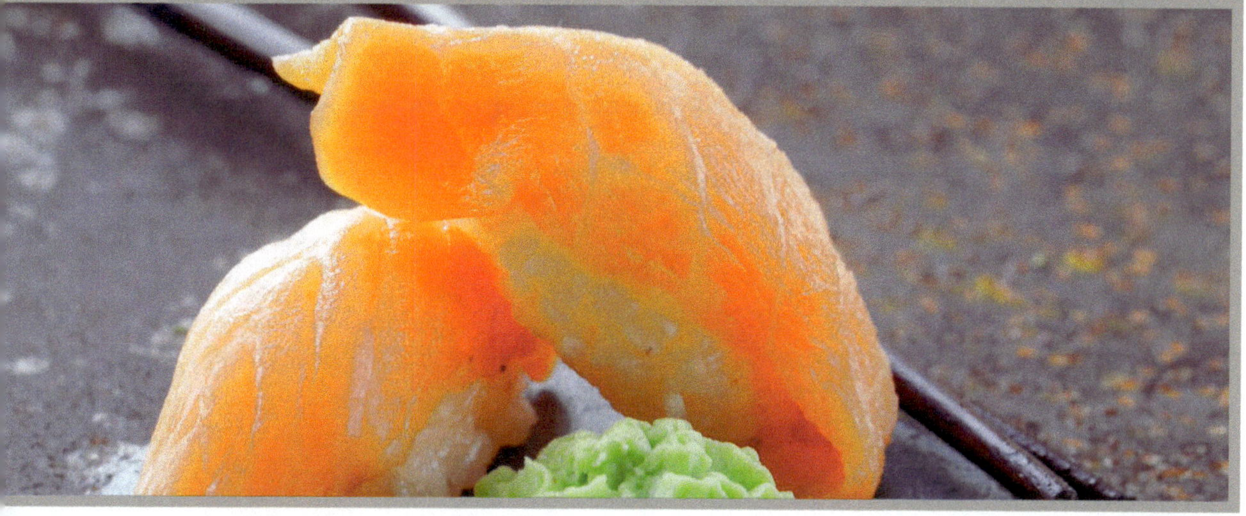

OKTOPUS NIGIRI

Take Nigiri

1 S

1 S

Schwierigkeitsgrad
Schwer

AUSRÜSTUNG:	ZUTATEN:	NÄHRWERTANGABEN:
· Yanagiba bōchō oder ein scharfes Filetiermesser · Schneidebrett · Tezu · Trockenes Tuch · Topf · Das Notwendige für die Zubereitung des Reises	· 1 Portion Sushi-Reis (Rezept auf Seite ...) · 1kg Oktopus · 1 Prise Salz · 1 Blatt Nori-Algen · 1 Teelöffel getrocknete grüne Teeblätter · 1 Teelöffel Wasabi · Sojasauce · Nitsume-Sauce · Eingelegter Ingwer	Kal. 488 Kohlenhydrate 87g Eiweiß 15g Fett 5,9g

Säubere den Oktopus und entferne den Kopf. Schneide so, dass die Tentakel paarweise zusammenbleiben. Koche die Tentakel mindestens 10 Minuten in kochendem Wasser, je nach Größe. Eine Prise Salz und grüner Tee verleihen dem Oktopus eine schöne rote Farbe und beseitigen den starken Geruch.
Sobald sie gekocht sind, lass sie abkühlen. Schneide in den dicken Teil der Tentakel dünne, schräge Scheiben, etwa 6-7 cm lang. Schneide jede Oktopusscheibe kreuzförmig ein, damit sie besser am Reis haftet.
Fertige die Nigiri an, schneide dann den Nori-Algen in Streifen, wie auf der Seite 23 beschrieben, und binde die Nigiri zusammen.
Zum Schluss mit einer Scheibe mariniertem Ingwer-Wasabi garnieren und mit Sojasauce und Nitsume-Sauce servieren.

"In Japan ist es üblich, den Oktopus mit kaltem Wasser und Salz zu waschen, und zwar eine Stunde lang. Zuerst werden die Tentakel mit Salz massiert, danach werden sie mit wenig Wasser abgespült und weiter massiert. Der Oktopus wird dann mit Wasser, grünem Tee und Reisessig gekocht. Auf diese Weise bleiben die Tentakel gerade, weil sich ihre Fasern dehnen. Nach dem Kochen ist der Oktopus weicher und sein Fleisch erhält einen köstlichen Geschmack."

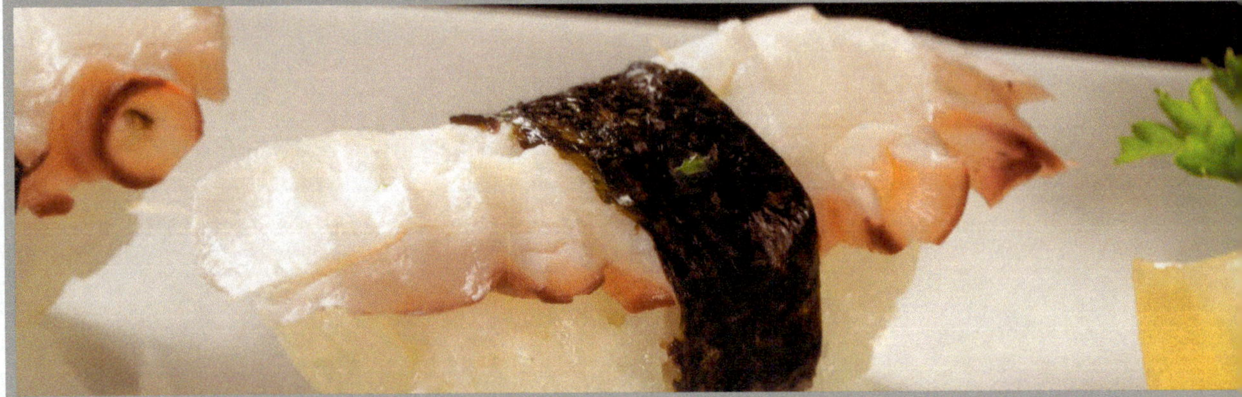

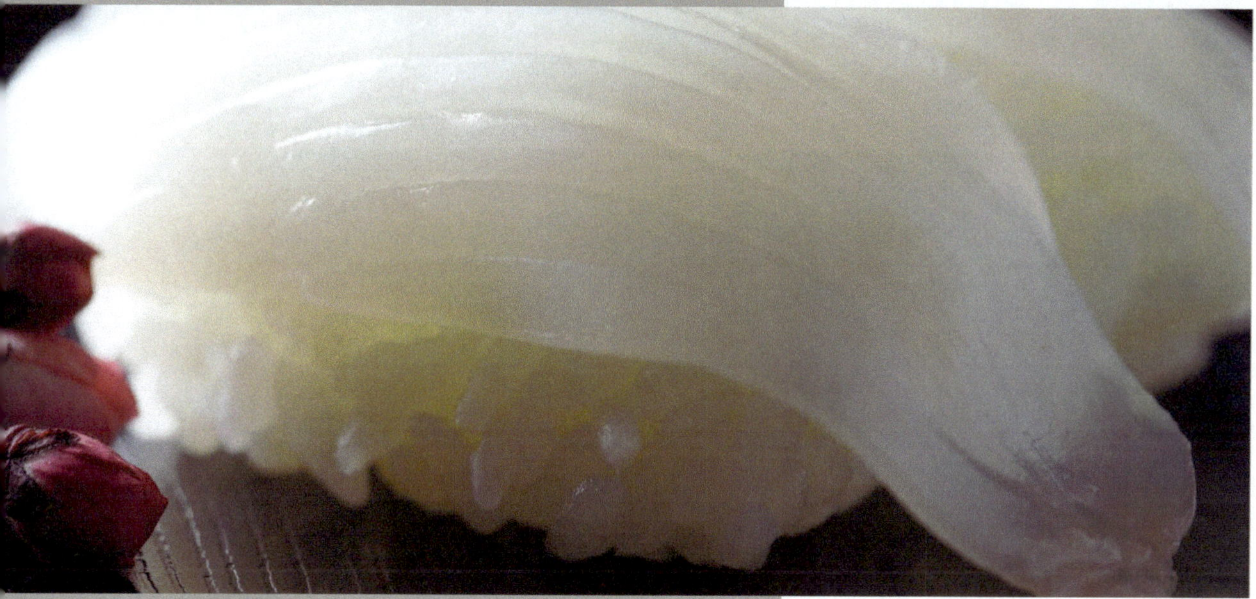

TINTENFISCH NIGIRI

Ika Nigiri

1 S

1 S

Schwierigkeitsgrad Schwer

Säubere zunächst die Tintenfische wie auf Seite 21 und schneide sie in gleichmäßig geformte Stücke.
Halte die Klinge des Messers schräg, so dass die Kanten des Schnitts schräg sind, und schneide Rechtecke aus, die etwa 3 cm breit und etwas länger als der Reisball sind.
Schneide tief und quer über die Oberfläche ein, damit das Fleisch weicher wird.
Bereite die Reisbällchen nach dem Grundrezept auf der Seite ... zu.
Zum Schluss schneidest du die Nori-Algen in 1 cm breite Streifen und bindest die Nigiri mit einem Reiskorn als Kleber zusammen, um die beiden Enden zu verschließen.
Serviere die Tintenfisch-Nigiri mit Wasabi, marinierten Ingwerscheiben und Sojasauce garniert.

„Tintenfisch ist in Japan ein sehr geschätztes Weichtier. Er ist reich an Proteinen und fettarm und wird für diejenigen empfohlen, die ihre Cholesterinwerte unter Kontrolle halten müssen. Man isst ihn nicht nur roh in Sashimi oder Sushi, sondern auch gegrillt oder in Tempura."

AUSRÜSTUNG:

- Yanagiba bōchō oder ein scharfes Filetiermesser
- Schneidebrett
- Tezu
- Trockenes Tuch
- Topf mit hohem Rand
- Das Notwendige für die Zubereitung des Reises

ZUTATEN:

- 1 Portion Sushi-Reis (Rezept auf Seite ...)
- 400g Tintenfisch
- 1 Teelöffel Wasabi
- 1 Blatt Nori-Algen
- Ein paar Scheiben eingelegter Ingwer
- Sojasauce

NÄHRWERTANGABEN:

Kal. 313 | Kohlenhydrate 65,5g | Eiweiß 10,7g | Fett 0,3g

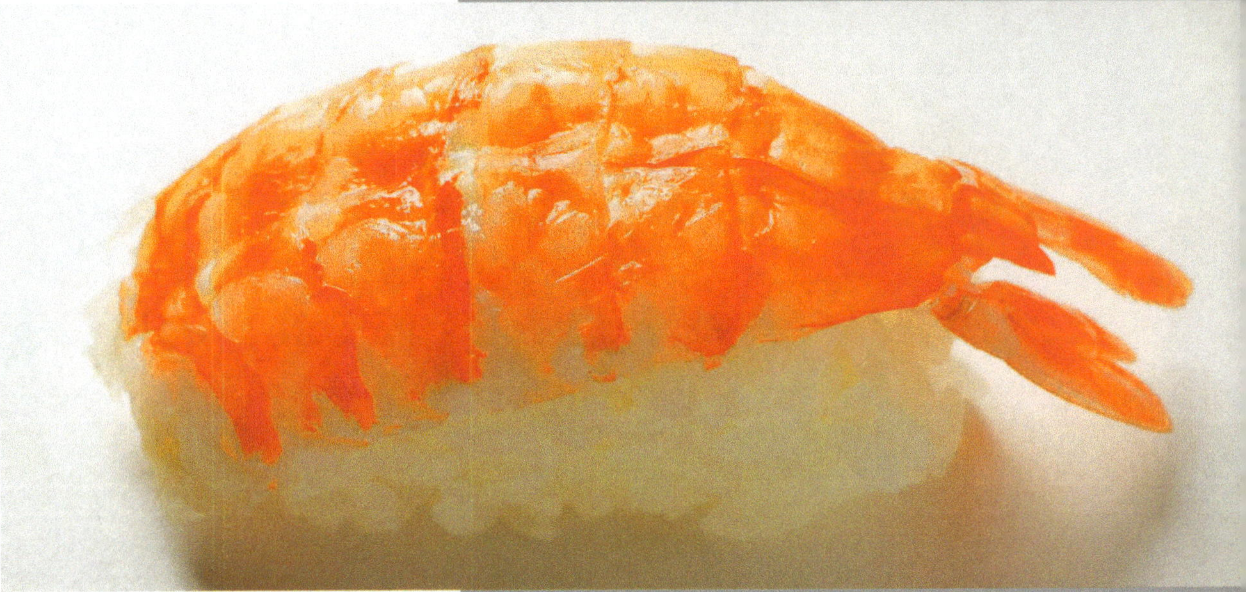

NIGIRI MIT GARNELEN

Ebi Nigiri

1 S

30 Min. + Marinierzeit

Schwierigkeitsgrad Mittel

AUSRÜSTUNG:

- Yanagiba bōchō oder ein scharfes Filetiermesser
- Schneidebrett
- Tezu
- Trockenes Tuch
- Topf
- Bambus-Spieße
- Das Notwendige für die Zubereitung des Reises

ZUTATEN:

- 1 Portion Sushi-Reis (Rezept auf Seite ...)
- 8 Shrimps, groß
- 1 Prise Salz
- 1 Teelöffel Wasabi
- Eingelegter Ingwer
- Sojasauce
- 100ml Reisessig
- 300ml Wasser
- 1 Teelöffel Salz

NÄHRWERTANGABEN:

Kal 190 | Kohlenhydrate 36,9g
Eiweiß 6g | Fett 0,5g

Nach dem Rezept auf der Seite 20 entfernst du die Köpfe der Garnelen und stichst sie dann mit Bambusspießen unter den Beinen bis zum Schwanz durch. Danach nimmst du einen Topf mit Wasser, bringst es zum Kochen, salzt es und kochst die Garnelen. Nachdem du sie in Wasser und Eis abgekühlt hast, ziehst du die Zahnstocher heraus und entfernst die Schale, bis auf den Schwanz. Mach dann einen langen Schnitt und öffne sie Vermische nun alle Zutaten für die Marinade und rühre so lange, bis das Salz vollständig aufgelöst ist. Tauche die Garnelen ein. Decke alles ab und lass es für etwa 1 Stunde im Kühlschrank stehen. Anschließend abtropfen lassen, trocken tupfen und die Nigiri zusammenstellen. Um Nigiri mit rohen Garnelen zuzubereiten, entsorge den Kopf und die Schale. Entferne den Darmfaden, indem du einen leichten Einschnitt entlang des Rückens bis zum Schwanz machst. Wasche die Garnelen gut und öffne sie in zwei Hälften, indem du den Bauch einschneidest. Beginne nun mit der Herstellung der Nigiri Mit Sojasauce, Ingwerscheiben und Wasabi nach Geschmack servieren.

"Ebi Nigiri gehört zu den berühmtesten Sushi und ist dank der roten Streifen auf dem Fleisch der Garnelen wunderschön anzusehen. Eine der Arten von rohen Garnelen, die in Japan hauptsächlich für Sashimi verwendet werden, heißt Odori, was "Tanz" bedeutet. Diese Garnelen werden zubereitet, indem die Schale der frisch gefangenen Garnelen entfernt wird und sie sich, da sie noch lebendig sind, fast im Rhythmus des Tanzes bewegen."

SÜSSES OMELETT NIGIRI

Tamagoyaki Nigiri

1 S

30 Min.

Schwierigkeitsgrad Schwer

AUSRÜSTUNG:

- Scharfes Messer
- Schneidebrett
- Pfanne ohne Kleber
- Tezu
- Trockenes Tuch
- Schneebesen
- Das Notwendige für die üZubereitung des Reises

ZUTATEN:

- 1 Portion Sushi-Reis
- 6 Eier
- 1 Esslöffel Zucker
- 1 Prise Salz
- 1 Teelöffel Dashi Pulver
- 200ml Wasser
- 1 Esslöffel Sojasauce
- 1 Blatt Nori-Algen
- 2 Esslöffel Samenöl
- Mirin
- Eingelegter Ingwer

NÄHRWERTANGABEN:

Kal. 305
Kohlenhydrate 38,8g
Eiweiß 13,2g
Fett 9g

Für die Dashi-Brühe:
Bringe das Wasser zum Kochen und löse die Instant-Dashi-Brühe darin auf. Schalte den Herd aus und gib den Zucker, ein paar Tropfen Mirin, eine Prise Salz und einen Esslöffel Sojasauce hinzu. Gut umrühren, Zucker und Salz vollständig auflösen und abkühlen lassen.

Für das Omelett:
Schlage die Eier mit einem Schneebesen in einer Schüssel auf und gib die zuvor hergestellte Dashi hinzu. Danach nimmst du eine Bratpfanne und fettest sie leicht mit Kernöl ein. Erhitze die Pfanne, gib eine Kelle der Eimischung hinein und verteile sie gleichmäßig. Wenn das Omelett fest ist, kannst du es aufrollen und an eine Seite der Pfanne schieben. Gieße mehr Eimischung hinein und rolle es, wenn es fest ist, über das vorherige Omelett. Fahre fort, bis du die Eimischung zu einer dicken Rolle geformt hast. Danach übergibst du sie in das mit Frischhaltefolie abgedeckte Makisu und gibst ihr eine fast rechteckige Form. Schneide die Rolle in etwa ½ cm dicke Scheiben und stelle die Nigiri zusammen, indem du die Scheiben auf den Reisbällen anordnest. Schneide die Nori-Algen in 1 cm breite Streifen und umwickle die Nigiri mit einem Reiskorn als Kleber. Mit Sojasauce und eingelegtem Ingwer servieren.

"Tamago ist das japanische Wort für Ei. Yaki bedeutet "gegrillt". "Für Sushi-Kenner ist es üblich, die Mahlzeit mit einem Nigiri-Omelett zu beginnen, um das Aroma des Reises zu testen und den Magen auf den rohen Fisch vorzubereiten."

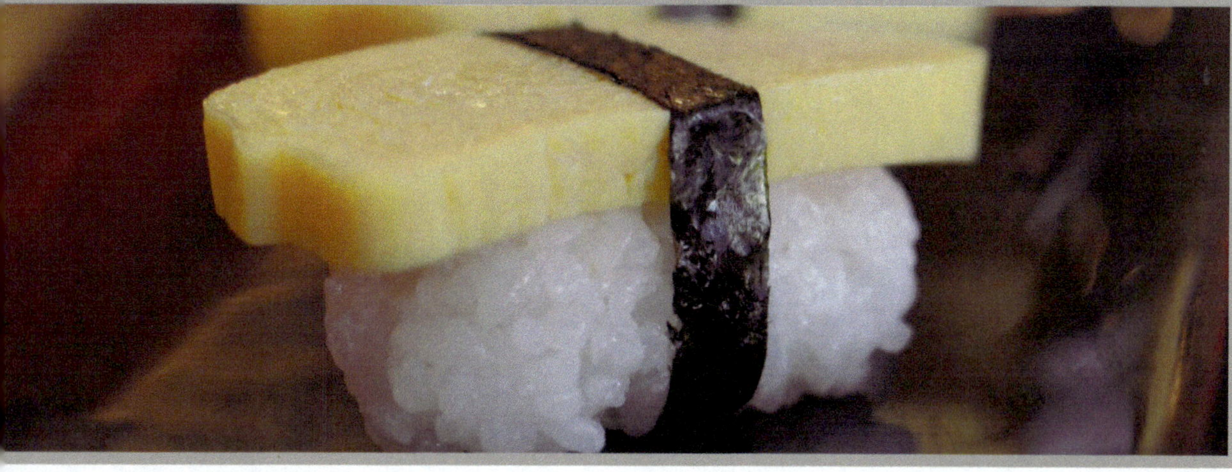

LACHS ROE GUNKAN

Ikura Gunkan

1 S

15 Min.

Schwierigkeitsgrad
Leicht

AUSRÜSTUNG:

- Scharfes Messer
- Schneidebrett
- Tezu
- Trockenes Tuch
- Das Notwendige für die Zubereitung des Reises

ZUTATEN:

- 1 Portion Sushi-Reis (Rezept auf Seite ...)
- 1 Blatt Nori-Algen
- Lachsrogen
- Wasabi
- Gurke
- Eingelegter Ingwer
- Sojasauce

NÄHRWERTANGABEN:

Kal. 266
Kohlenhydrate 50g
Eiweiß 8,1g
Fett 3,3g

Für das Seegras:
Lege die Nori-Algen zunächst mit der glänzenden Seite über das Feuer, damit sie eine dunkelgrüne Farbe bekommen. Wenn du bereits Yakinori-Algen geröstet hast, kannst du dir diesen Schritt sparen.
Schneide sie dann vertikal in etwa 3 cm hohe Streifen.

Für das Gunkan:
Bereite die Reisbällchen zu, wie auf Seite 22 beschrieben. Wickle den Reis mit der Alge ein, sodass oben eine 1 cm große Tasche frei bleibt. Schließe die Alge, indem du ein gekochtes Reiskorn auf das Ende legst. Löffle den Lachsrogen hinein. Zum Schluss garnierst du das Brötchen mit einer Prise Wasabi oder einer Prise in Dreiecke geschnittener Gurke. Mit mariniertem Ingwer-Gari und Sojasauce servieren.

"Auf Japanisch heißen die Lachseier, die nicht aus den Eierstöcken der Fische entfernt wurden, sujiko. Sie sehen aus wie Strähnen und werden in Salzlake gelagert. Wenn sie aus den Eierstöcken entfernt wurden, nennt man sie Ikura. Sie werden in Sojasauce oder Essig konserviert und haben einen hellen, ins Orange gehenden Farbton. Gunkan ist eine Art von Sushi, die schnell gegessen werden sollte, bevor die Nori-Algen ihre Knusprigkeit verlieren. Die Erfahreneren können den Nori-Algen durch dünne Lachs- oder sogar Zucchinischeiben ersetzen."

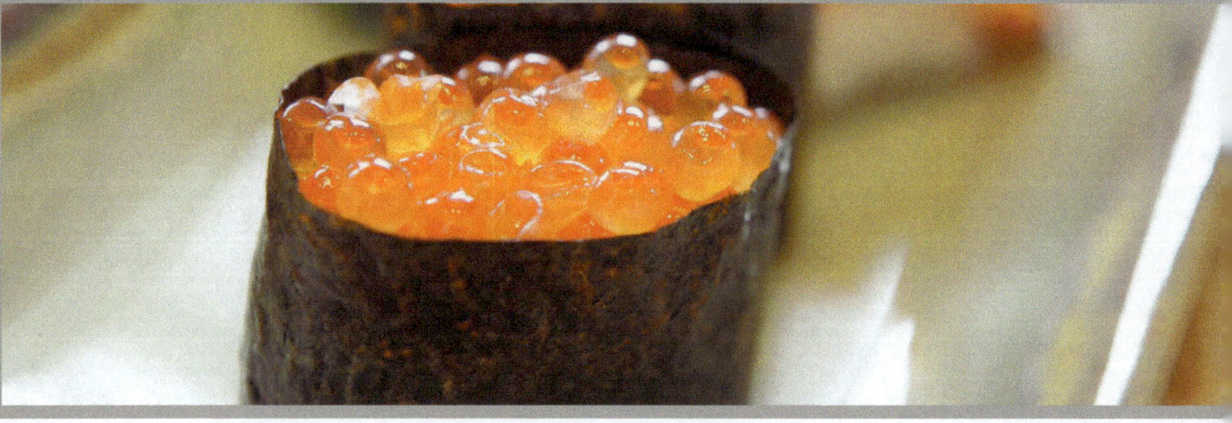

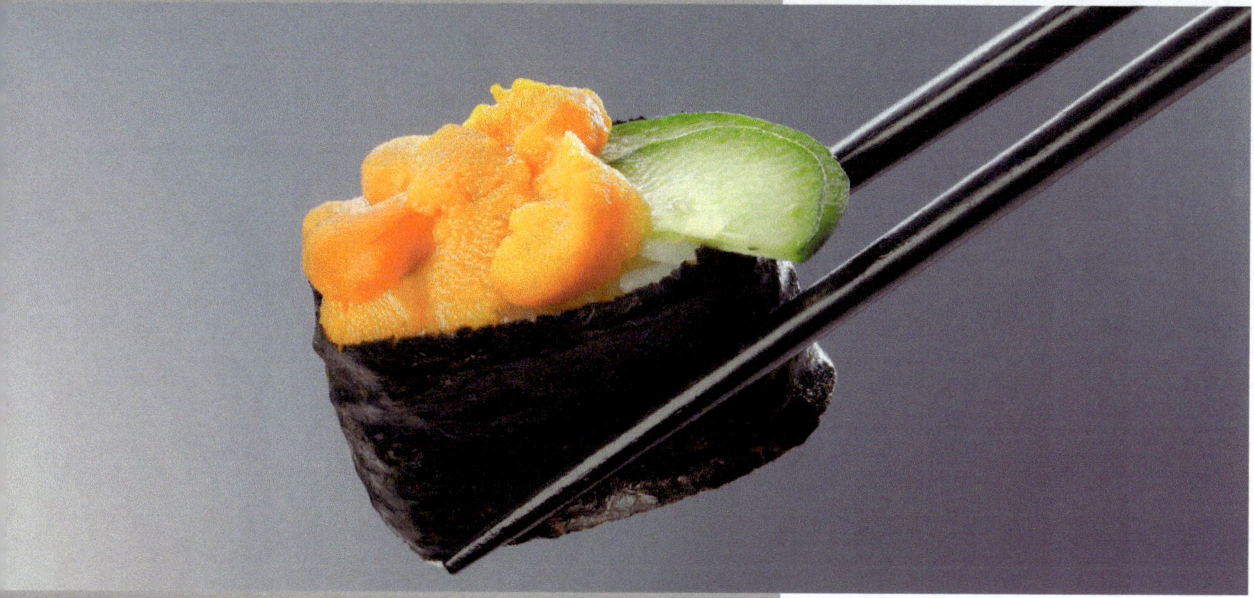

SEEIGEL GUNKAN

Uni Gunkan

1 S

15 Min.

Schwierigkeitsgrad
Leicht

Für den Alge:
Lege die Nori-Algen zunächst mit der glänzenden Seite über das Feuer, damit sie eine dunkelgrüne Farbe bekommen. Wenn du bereits Yakinori-Algen geröstet hast, kannst du dir diesen Schritt sparen.
Schneide es dann vertikal in etwa 3 cm hohe Streifen.

Für das Gunkan:
Schneide die Seeigel und entferne das Fruchtfleisch.
Bereite die Reisbällchen zu, wie auf Seite 22 beschrieben. Wickle den Reis mit der Alge ein, sodass oben eine Tasche von einigen Millimetern frei bleibt. Schließe die Alge, indem du ein gekochtes Reiskorn auf das Ende legst.
Gib den Seeigel dazu und garniere ihn mit einer dünnen Gurkenscheibe.
Mit mariniertem Ingwer-Gari, Wasabi, fein geschnittener Gurke und Sojasauce servieren.

"Seeigel, auf Japanisch uni, hat einen eher süßen und scharfen Nachgeschmack und eine cremige Textur, die ihn zu einer Speise machen, die man entweder liebt oder hasst. Er ist eines der charakteristischen Gerichte für traditionelles Sushi nach Tokio-Art."

AUSRÜSTUNG:

- Scharfes Messer
- Schneidebrett
- Tezu
- Trockenes Tuch
- Das Notwendige für die Zubereitung des Reises

ZUTATEN:

- 1 Portion Sushi-Reis (Rezept auf Seite ...)
- 1 Blatt Nori-Algen
- Seeigel
- Wasabi
- Gurke, in Scheiben geschnitten
- Eingelegter Ingwer
- Sojasauce

NÄHRWERTANGABEN:

Kal. 226 | Kohlenhydrate 42g | Eiweiß 8,1g | Fett 5g

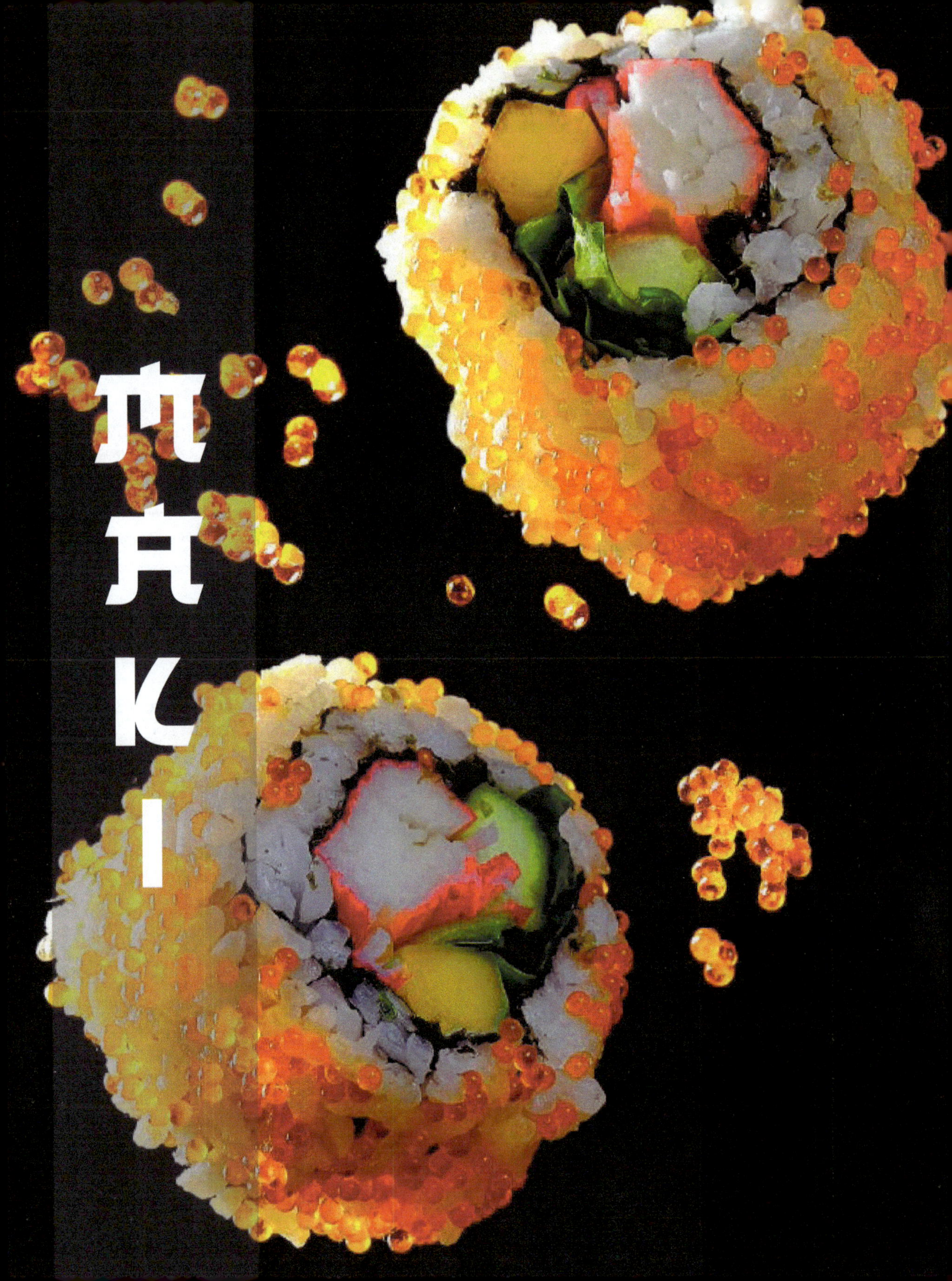
MAKI

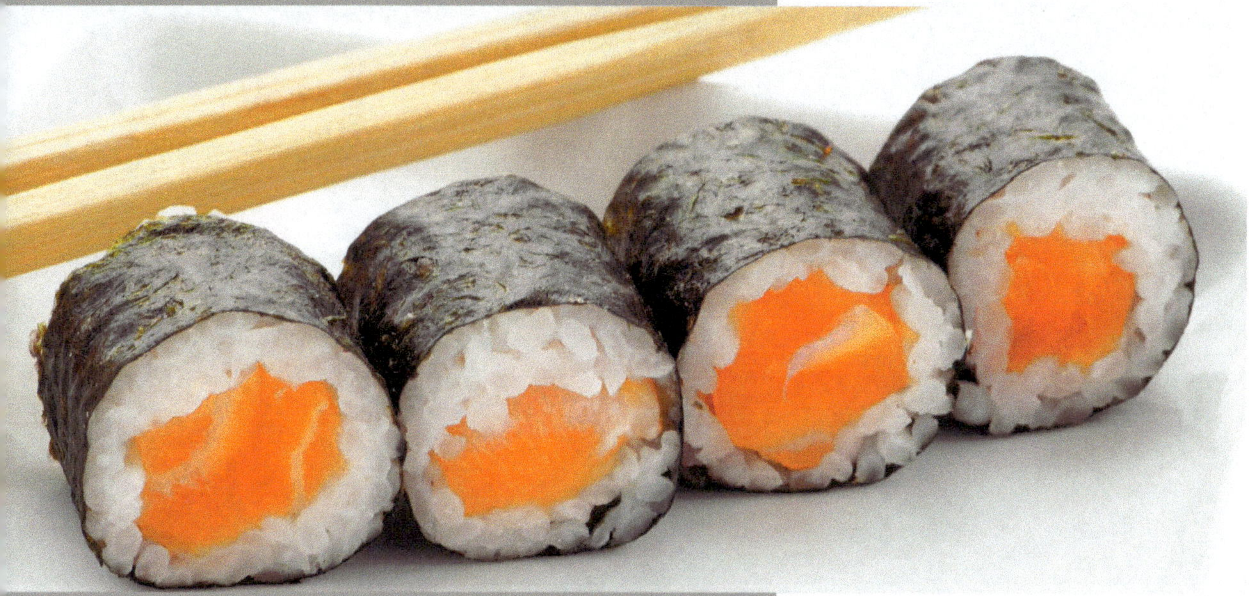

LACHS HOSOMAKI

Sake Hosomaki

1 S | 15 Min. | Schwierigkeitsgrad Leicht

Für die Füllung:
Schneide zuerst dein Lachsfilet so zurecht, dass die Stangen die gleiche Länge wie deine Maki haben und etwa 1 cm dick sind. Du kannst auch übrig gebliebene Filetstücke aus anderen Rezepten verwenden und sie nebeneinander legen.

Für die Hosomaki:
Bereite die Maki wie auf Seite 25 beschrieben vor und richte sie so an, dass der Lachs zu sehen ist.
Zum Schluss mit Shoyu-Sojasauce, Wasabi und Gari servieren.

"Lachs-Sake-Maki" ist ein typisches Gericht der japanischen Küche und eines der gefragtesten Stücke im Sushi-Restaurant. Die einfachen Schritte des Rezepts machen es zu einem der Gerichte, die in der heimischen Küche am meisten Spaß machen."

AUSRÜSTUNG:

- Yanagiba bōchō oder ein scharfes Filetiermesser
- Schneidebrett
- Makisu
- Tezu
- Trockenes Tuch
- Das Notwendige für die Zubereitung des Reises

ZUTATEN:

- 1 Portion Sushi-Reis (Rezept auf Seite ...)
- 4 Blatt Nori-Algen
- 200g Lachs
- Wasabi
- Sojasauce
- Gari

NÄHRWERTANGABEN

Kal. 177 | Kohlenhydrate 14,1g | Proteine 18,3g | Fett 5,5g

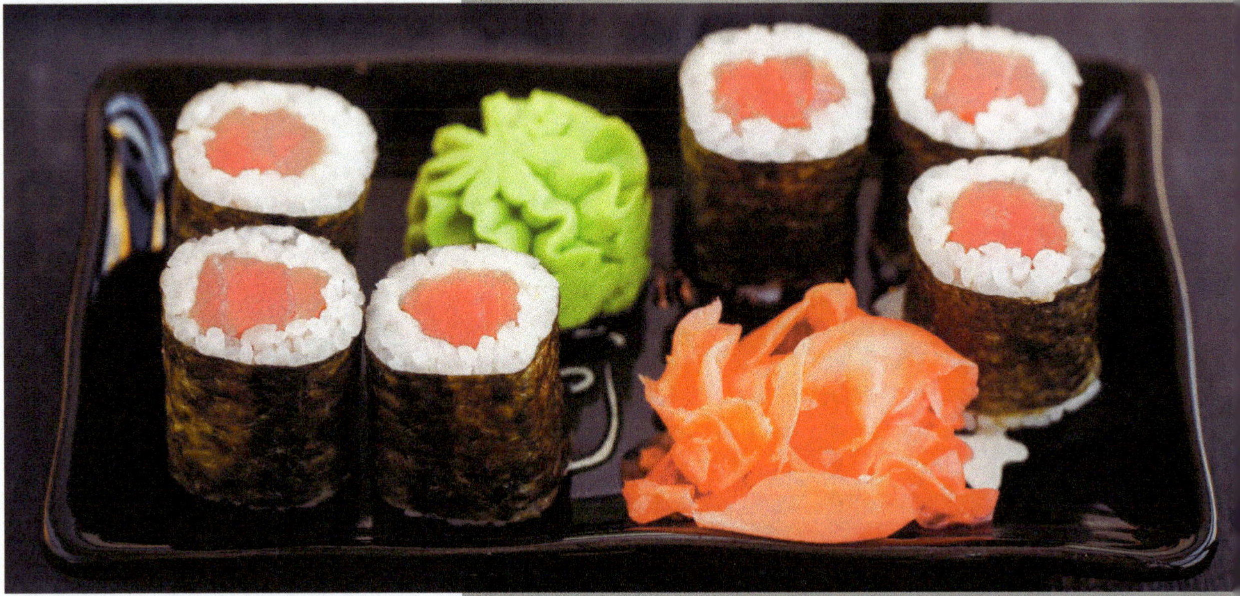

AUSRÜSTUNG:

- Yanagiba bōchō oder ein scharfes Filetiermesser
- Schneidebrett
- Makisu
- Tezu
- Trockenes Tuch
- Das Notwendige für die Zubereitung des Reises

ZUTATEN:

- 1 Portion Sushi-Reis (Rezept auf Seite ...)
- 4 Blatt Nori-Algen
- 200g Thunfisch
- Wasabi
- Sojasauce
- Gari

NÄHRWERTANGABEN

Kal. 292
Kohlenhydrate 49,4g
Eiweiß 20,2g
Fett 8g

MAKI MIT THUNFISCH

Tekka Maki

1 S

15 Min.

Schwierigkeitsgrad Leicht

Für die Füllung:
Schneide zuerst dein Thunfischfilet in Stangen, die genauso lang wie deine Maki sind und etwa 1 cm dick. Du kannst auch übrig gebliebene Filets aus anderen Rezepten verwenden und sie nebeneinander legen.

Für die Hosomaki:
Bereite die Maki wie auf Seite 22 beschrieben vor und richte sie so an, dass der Lachs zu sehen ist.
Zum Schluss mit Shoyu-Sojasauce, Wasabi und Gari servieren.

"Warum heißt diese Art von Sushi Tekka Maki und nicht Maguro Maki? Tekka bedeutet "brennendes Eisen", und früher sah die rote Farbe des Fisches aus wie die Farbe eines heißen Eisens, das im Feuer brennt. Wenn du aber in Japan maguro maki bestellst, würdest du verstanden werden. Außerdem ist tekka auch das Wort für japanische Spielhallen, wo der Snack ursprünglich als schnelle Zwischenmahlzeit am Spieltisch gegessen wurde."

MAKI MIT GARNELEN UND AVOCADO

Ebi-Avocado Maki

1 S

20 Min.

Schwierigkeitsgrad Leicht

AUSRÜSTUNG:	ZUTATEN:	NÄHRWERTANGABEN:
· Santoku bōchō oder ein gut geschliffenes Messer · Schneidebrett · Makisu · Tezu · Trockenes Tuch · Das Notwendige für die Zubereitung des Reises	· 1 Portion Sushi-Reis · 4 Blatt Nori-Algen · 1/2 Avocado · 150g Garnele · Wasabi · Sojasauce · Gari	Kal. 308 Kohlenhydrate 40g Eiweiß 20g Fett 9g

Für die Füllung:

Nimm zuerst eine reife Avocado, schäle sie, entferne den Stein und schneide sie in zwei Teile.

Schneide es so, dass es immer dünnere Streifen bildet. Ordne sie symmetrisch entlang der Maki-Länge an. Zum Schluss gibst du die Garnelen zu der Avocado, die du wie auf Seite20. beschrieben blanchiert und geputzt hast. Du kannst auch die Garnelen-Tempura verwenden.

Für die Futomaki:

Bereite die Maki wie auf Seite 25 beschrieben zu und richte sie so an, dass die Zutaten gut zur Geltung kommen. Zum Schluss servierst du sie mit Sojasoße "Shoyu", Wasabi und eingelegtem Ingwer "Gari".

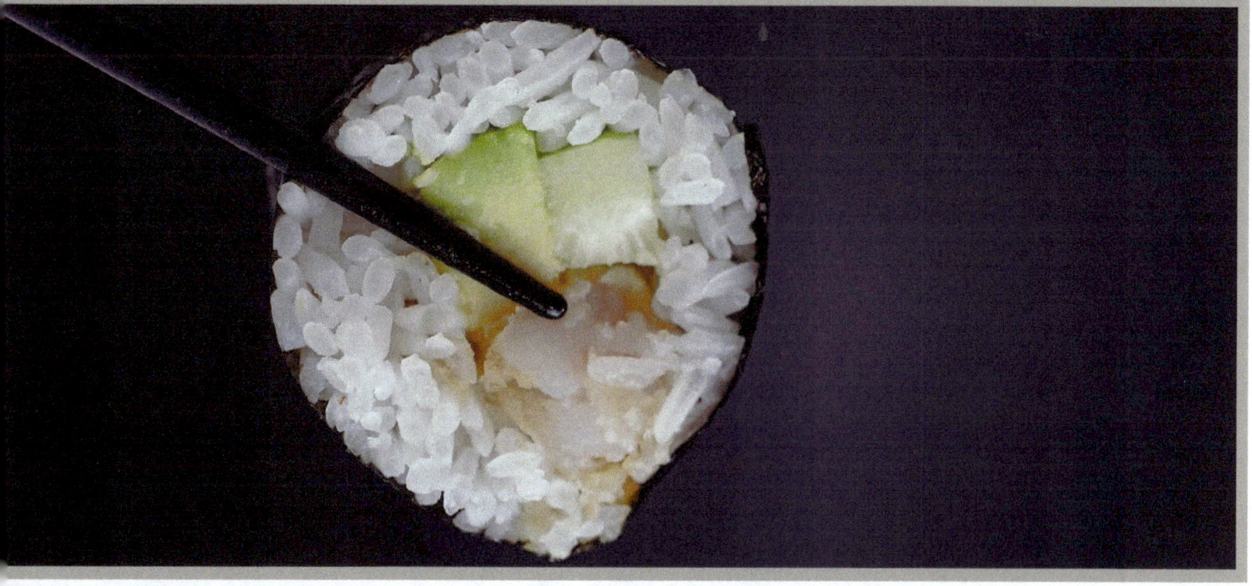

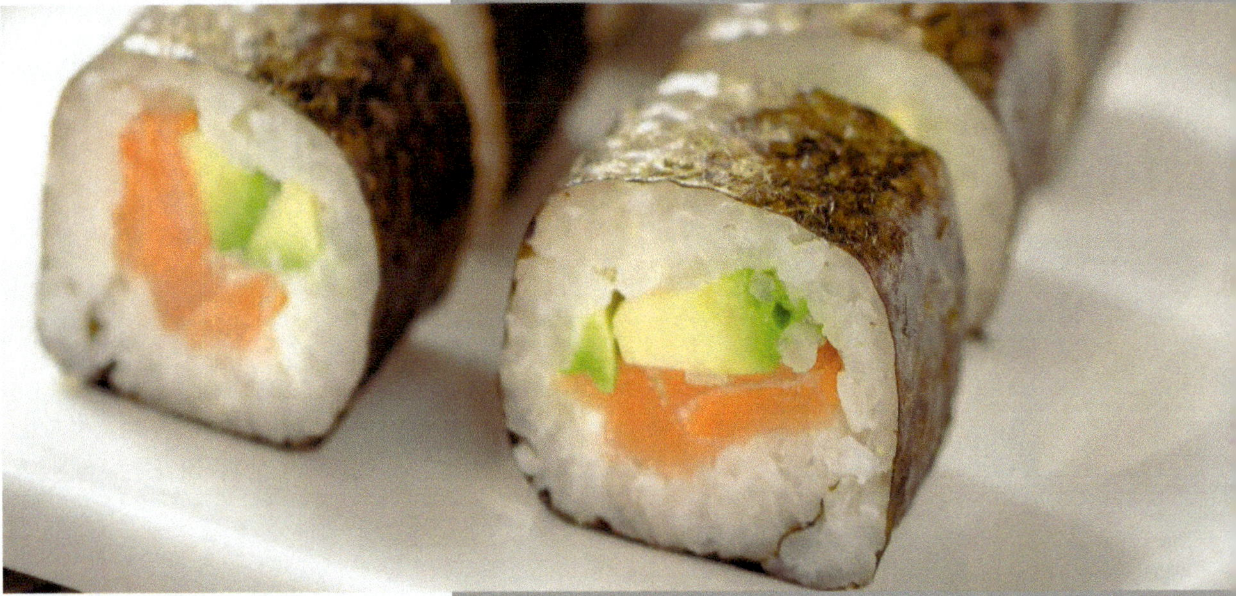

AUSRÜSTUNG:

- Santoku bōchō oder ein gut geschliffenes Messer
- Schneidebrett
- Makisu
- Tezu
- Trockenes Tuch
- Das Notwendige für die Zubereitung des Reises

ZUTATEN:

- 1 Portion Sushi-Reis (Rezept auf Seite ...)
- 4 Blatt Nori-Algen
- 1/2 Avocado
- 150g Lachs
- Wasabi
- Sojasauce
- Gari

NÄHRWERTANGABEN

Kal 345 | Kohlenhydrate 45g | Eiweiß 22g | Fett 10g

MAKI MIT LACHS UND AVOCADO

Sake-Avocado Maki

1 S

20 Min.

Schwierigkeitsgrad Leicht

Für die Füllung:
Nimm zuerst ein Lachsfilet und schneide es in eine Stäbchenform, die der Länge deiner Maki entspricht. Du kannst die Maki-Füllung auch aus kürzeren Filets oder aus übrig gebliebenen Lachsstücken herstellen. Dann fügst du Streifen oder kleine Stücke der Avocado hinzu, die du vorher geschält und gesäubert hast. Zum Schluss ordnest du alles so an, dass eine gewisse farbliche Harmonie entsteht.

Für die Futomaki:
Lege die Maki wie auf der Seite 25 beschrieben an und positioniere sie so, dass die Zutaten sichtbar sind.
Zum Schluss mit Sojasauce, Wasabi und mariniertem Ingwer servieren.

KIWI UND LACHS MAKI

Kiwi-Sake Maki

1 S

20 Min.

Schwierigkeitsgrad Leicht

AUSRÜSTUNG:

- Santoku bōchō oder ein gut geschliffenes Messer
- Schneidebrett
- Makisu
- Tezu
- Trockenes Tuch
- Das Notwendige für die Zubereitung des Reises

ZUTATEN:

- 1 Portion Sushi-Reis
- 4 Blatt Nori-Algen
- 90g Kiwi
- 140g Lachs
- Wasabi
- Sojasauce
- Gari

NÄHRWERTANGABEN:

Kal. 312
Kohlenhydrate 41g
Eiweiß 18g
Fett 5g

Bereite den Reis gemäß den Anweisungen auf Seite 16. Schneide den Lachs in 1/2 cm dicke Stangen.
Als Nächstes schälst du die Kiwi, halbierst sie der Länge nach und schneidest sie in Stifte, die genauso dick sind wie der Lachs.
Danach breitest du die Nori-Algen auf einer Sushi-Matte aus. Verteile den Reis mit feuchten Händen auf der Alge, damit er nicht an deinen Fingern kleben bleibt, und lass etwa 2 cm oben auf der Alge frei.
Lege die Lachs- und Kiwi-Stäbchen direkt unter die Mitte des Reises, so dass sie die gesamte Länge des Alges waagerecht bedecken. Nimm nun den unteren Rand der Matte und rolle sie wie eine Roulade auf, indem du deine Finger nach innen drückst.
Übe leichten Druck auf die Rolle aus, um sie zu verdichten, bis du den Streifen Alge siehst, der nicht vom Reis bedeckt ist. Die Rolle ist fertig. Teile sie mit einem Messer in zwei Hälften und schneide dann die beiden Stücke in 3-4 gleiche Teile, sodass du 6-8 Stücke erhältst. Serviere sie sofort mit Sojasauce, eingelegtem Ingwer und Wasabi.

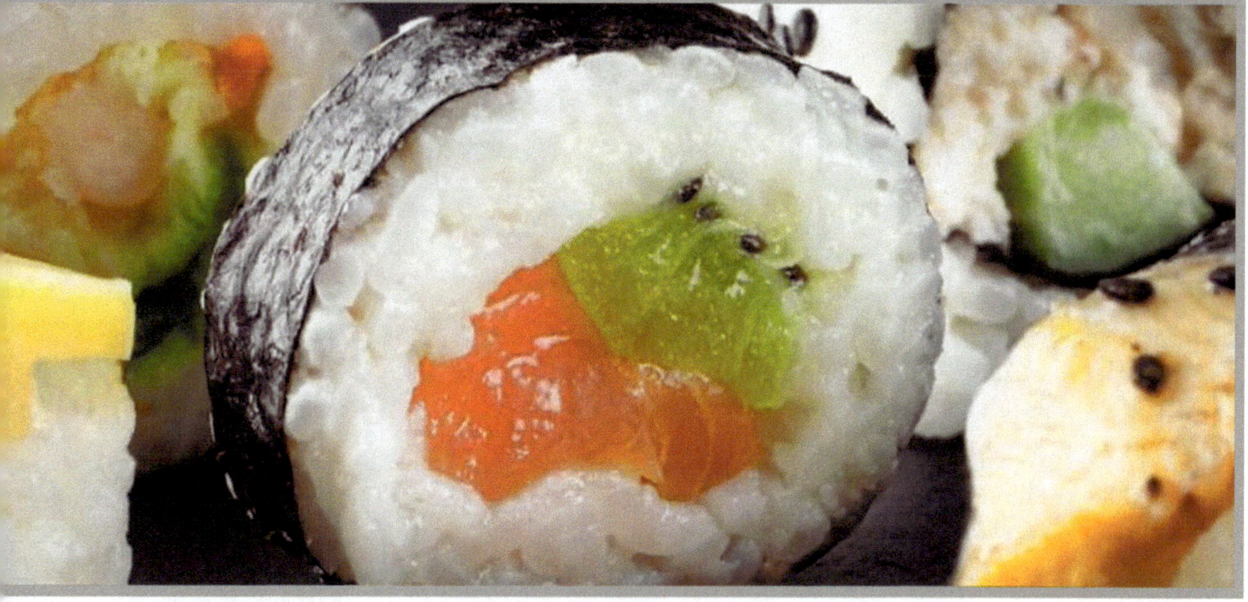

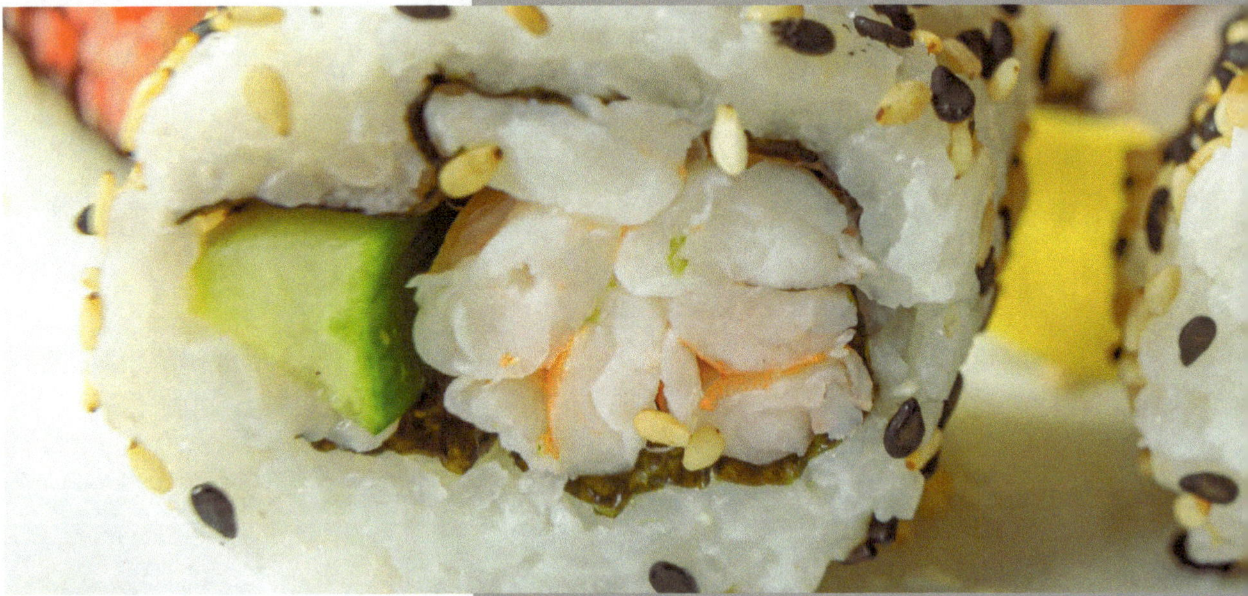

URAMAKI MIT GARNELEN UND AVOCADO

Ebi-Avocado Maki

1 S

45 Min.

Schwierigkeitsgrad Leicht

AUSRÜSTUNG:

- Santoku bōchō oder ein gut geschliffenes Messer
- Schneidebrett
- Makisu
- Tezu
- Trockenes Tuch
- Spieße
- Topf
- Frischhaltefolie
- Das Notwendige für die Zubereitung des Reises

ZUTATEN:

- 1 Portion Sushi-Reis
- 4 Blatt Nori-Algen
- 100 g geschälte Garnelen
- 1/4 Avocado
- 2 Teelöffel Sesamsamen
- 1 Esslöffel Mayonnaise
- 1 Teelöffel Mayonnaise (oder streichfähiger Käse).
- Wasabi
- Sojasauce
- eingelegter Ingwer

NÄHRWERTANGABEN:

Kal. 211 | Kohlenhydrate 25,5g | Eiweiß 12g | Fett 4,6g

Säubere zuerst die Garnelen und stecke sie der Länge nach auf einen Spieß. Befolge die Anweisungen auf Seite 20 für die richtige Zubereitung.
Koche sie ein paar Minuten lang, lass sie abtropfen und entferne die Zahnstocher. Danach schneidest du die Avocado in lange, dünne Scheiben.
Bereite die Uramaki zu, wie auf Seite 26 beschrieben.
Nachdem du den Reis mit den Sesamkörnern bestreut hast, gibst du etwas Mayonnaise in die Mitte.
Bedecke sie mit den Garnelen und der Avocado, die du nebeneinander in die Mitte legst. Mit der Matte aufrollen.
Schneide die Rolle mit einem scharfen, mit Wasser befeuchteten Messer in 8 gleiche Teile. Serviere die Uramaki mit Sojasauce und eingelegtem Ingwer.

"Frisch, schmackhaft und köstlich - dieses Uramaki mit Garnelen und Avocado ist ein Sushi-Rezept, das du zu Hause zubereiten und als Vorspeise oder Hauptgericht servieren kannst."

REGENBOGEN URAMAKI

Ebi-Avocado Maki

1 S

45 Min.

Schwierigkeitsgrad Mittel

AUSRÜSTUNG:

- Santoku bōchō oder ein gut geschliffenes Messer
- Schneidebrett
- Pinzette
- Makisu
- Tezu
- Trockenes Tuch
- Spieße
- Topf
- Frischhaltefolie
- Das Notwendige für die Zubereitung des Reises

ZUTATEN:

- 1 Portion Sushi-Reis
- 4 Blatt Nori-Algen
- 100 g geschälte Garnelen
- 1/4 Avocado
- 100 g Surimi
- Je 30 g Thunfisch, Lachs und Felchen
- 2 Teelöffel Sesamsamen
- 1 Esslöffel Mayonnaise
- 1 Teelöffel Mayonnaise.
- Wasabi
- Sojasauce
- Eingelegter Ingwer

NÄHRWERTANGABEN:

Kal. 341
Kohlenhydrate 55,5g
Eiweiß 23g
Fett 9g

Säubere zuerst die Garnelen und stecke sie der Länge nach auf einen Spieß. Befolge die Anweisungen auf Seite 22 für die richtige Zubereitung.

Koche sie ein paar Minuten lang, lass sie abtropfen und entferne die Zahnstocher. Danach schneidest du die Avocado und das Surimi in lange, dünne Scheiben.

Bereite die Uramaki zu, wie auf Seite 26 beschrieben.

Bevor du den Reis auflegst, lege die Thunfisch-, Lachs- und Felchenscheiben auf das Makisu. Lege sie kreuzweise an, damit die Garnierung beim Schneiden des Makisu harmonisch und farblich abwechslungsreich ist. Gib den Reis dazu und bestreue ihn mit Sesam. Drehe die Nori-Algen um und verteile ein wenig Wasabi in der Mitte.

Bedecke sie mit Surimi, Garnelen und Avocado, die du nebeneinander in die Mitte legst. Mit der Matte aufrollen. Schneide die Rolle mit einem scharfen, mit Wasser befeuchteten Messer in 8 gleiche Teile.

Serviere den Regenbogen-Uramaki mit Sojasauce und eingelegtem Ingwer.

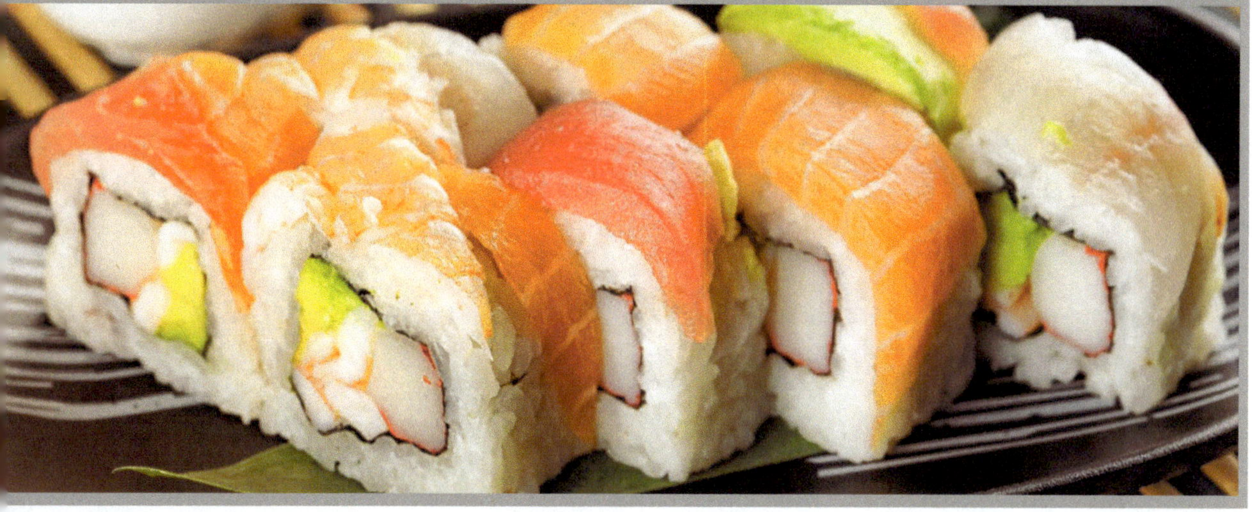

THUNFISCH UND STREICHKÄSE URAMAKI

Maguro Maki

1 S

45 Min.

Schwierigkeitsgrad Leicht

AUSRÜSTUNG:

- Santoku bōchō oder ein gut geschliffenes Messer
- Schneidebrett
- Makisu
- Tezu
- Trockenes Tuch
- Frischhaltefolie
- Das Notwendige für die Zubereitung des Reises

ZUTATEN:

- 1 Portion Sushi-Reis
- 4 Blatt Nori-Algen
- 80 g streichfähiger Käse
- 100 g frischer oder konservierter Thunfisch
- 1/2 Avocado
- 2 Teelöffel Sesamkörner
- Sojasauce
- Eingelegter Ingwer

NÄHRWERTANGABEN:

Kal. 178
Kohlenhydrate 25,5g
Eiweiß 9g
Fett: 4,2g

Du kannst bei diesem Rezept zwischen rohem Thunfisch und dem klassischen Thunfisch aus der Dose wählen.
Verteile die Nori-Algen auf der Matte und verteile den Reis so, dass eine Dicke von etwa 1 cm entsteht. Streue ein paar Sesamkörner darüber und verteile eine großzügige Schicht Frischkäse in der Mitte, etwa 35 g pro Rolle.
Lege dann 40 g Thunfisch, roh oder aus der Dose, neben zwei dünne Scheiben Avocado - etwa 1,5 cm dick. Zum Schluss rollst du ihn auf und drückst die Füllung leicht an, damit er seine Form annimmt. Befolge die Anweisungen auf Seite 26 um den Uramaki richtig zu rollen. Schneide deine Rollen mit einem scharfen Messer auf und serviere sie sofort mit Sojasauce und eingelegtem Ingwer.

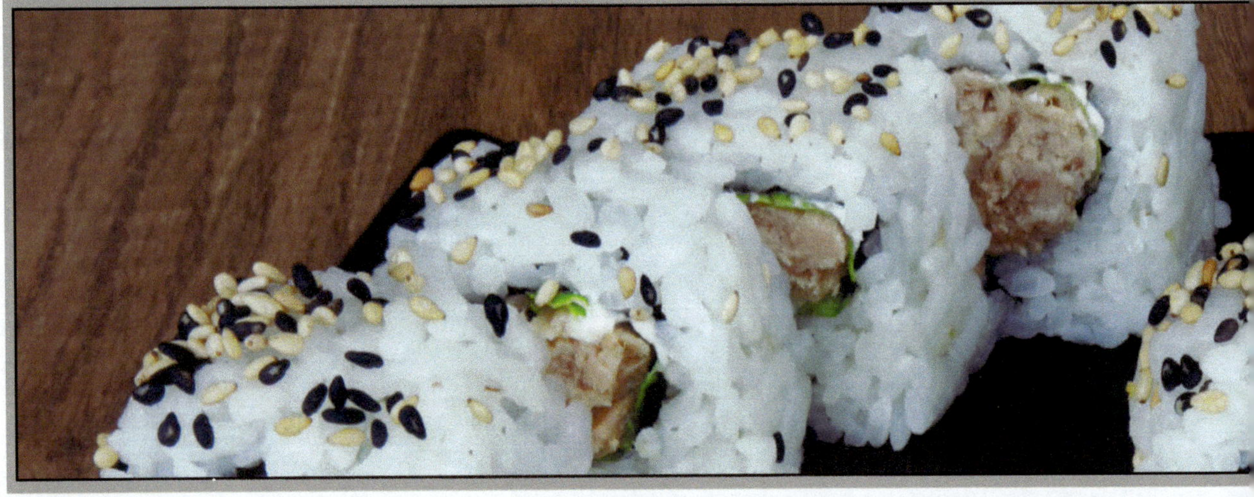

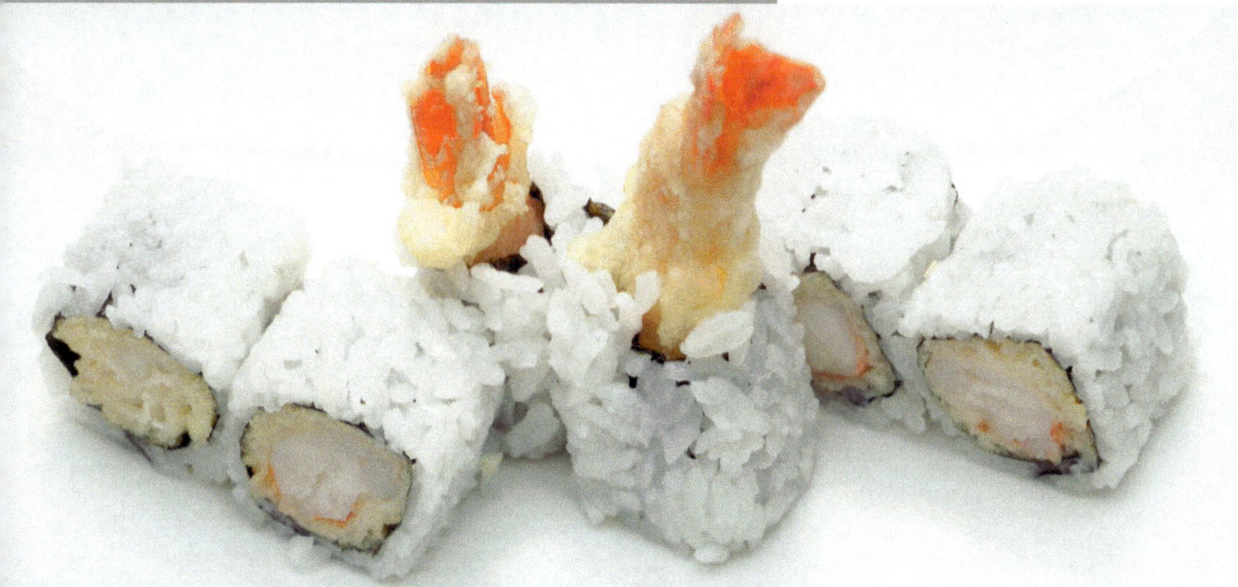

URAMAKI MIT GARNELEN-TEMPURA

Tempuraebi Maki

1 S | 55 Min. | Schwierigkeitsgrad Mittel

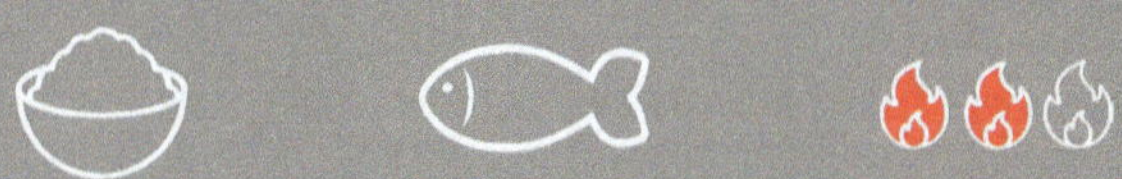

'utzen Sie zunächst die Garnelen und bereiten Sie sie gemäß den Anweisungen auf Seite 19.
Bereite die Tempura zu, indem du das Ei mit dem Eiswasser verquirlst, dann das Mehl hinzu gibst, ohne zu viel zu mischen, und kühlst.
Wenn der Teig sehr kalt ist, mehlst du die Garnelen leicht ein und gibst sie in den Teig. Erhitze in der Zwischenzeit das Öl zum Frittieren. Denke daran, immer nur ein paar Garnelen auf einmal zu frittieren. Zum Schluss lässt du die frittierten Garnelen auf Papiertüchern abtropfen, um überschüssiges Öl zu entfernen, und machst dich bereit, das Uramaki zuzubereiten. Bereite die Uramaki wie auf Seite 26.
Nachdem du den Reis mit den Sesamkörnern bestreut hast, drehst du die Nori-Algen um und verteilst etwas Wasabi in der Mitte. Bedecke sie mit den Garnelen, indem du den Schwanzteil an beiden Enden platzierst. Rolle sie mit der Matte auf. Schneide die Rolle mit einem scharfen, mit Wasser angefeuchteten Messer in 8 gleiche Teile. Serviere Uramaki mit Sojasauce, Wasabi und eingelegtem Ingwer.

AUSRÜSTUNG:

- Santoku bōchō oder ein gut geschliffenes Messer
- Schneidebrett
- Makisu
- Tezu
- Trockenes Tuch
- Spieße
- Topf
- Frischhaltefolie
- Das Notwendige für die Zubereitung des Reises

ZUTATEN:

- 1 Portion Sushi-Reis
- 4 Blatt Nori-Algen
- 200g Garnele
- 2 Teelöffel Sesamkörner
- Wasabi
- Sojasauce
- Eingelegter Ingwer
- 1 Ei
- 1 Glas eiskaltes Wasser
- 120g Mehl

NÄHRWERTANGABEN:

Kal. 211 | Kohlenhydrate 25,5g | Eiweiß 12g | Fett 4,6g

TEMAKI MIT ROHER GARNELEN UND AVOCADO

Amaebi-Avocado Temaki

1 S

15 Min.

Schwierigkeitsgrad
Leicht

AUSRÜSTUNG:	ZUTATEN:	NÄHRWERTANGABEN:
• Santoku bōchō oder ein gut geschliffenes Messer • Schneidebrett • Tezu • Trockenes Tuch • Spieße • Das Notwendige für die Zubereitung des Reises	• 140 g gekochter Sushi-Reis • 100g Garnele • 100 g Avocado • 2 Salatblätter • 1 Blatt Nori-Algen, geteilt • Wasabi • Ein paar Scheiben eingelegter Ingwer • Sojasauce	Kal. 110 Kohlenhydrate 3g Eiweiß 20,1g Fett: 1,5g

In diesem Temaki-Rezept besteht die Füllung aus rohen Garnelen und Shiso-Blättern. Bereite zunächst die Garnelen vor und entferne Kopf und Schale wie auf der Seite 20.
Nachdem du die Garnelen gewaschen und getrocknet hast, bereite die Temaki wie auf Seite 28.
Denke daran, dass die Hand, die die Alge hält, immer trocken sein muss, damit der Nori-Alge knackig bleibt.
Verteile eine dünne Schicht Wasabi in der Mitte des Reises.Lege die rohen Garnelen und die Avocado nebeneinander. Lege ein Salatblatt auf die anderen Zutaten, sodass etwa die Hälfte der Nori-Algen bedeckt ist. Mache alle Zutaten von der offenen Seite des Kegels aus sichtbar. Serviere die Temaki mit Sojasauce, mariniertem Ingwer und Wasabi.

"Temaki ist wahrscheinlich die vielseitigste aller Sushi-Arten und hat den Westen mit seinen leuchtenden Farben und der für die japanische Küche typischen Frische erobert. Temaki macht mit seinen endlosen Kombinationen von Aromen und Farben Spaß in der Küche. Genieße es mit rohem Fisch und Gemüse wie Gurken, Radieschensprossen, Karotten und Shiso-Blättern, einem hocharomatischen japanischen Basilikum mit einem einzigartigen Duft und Geschmack."

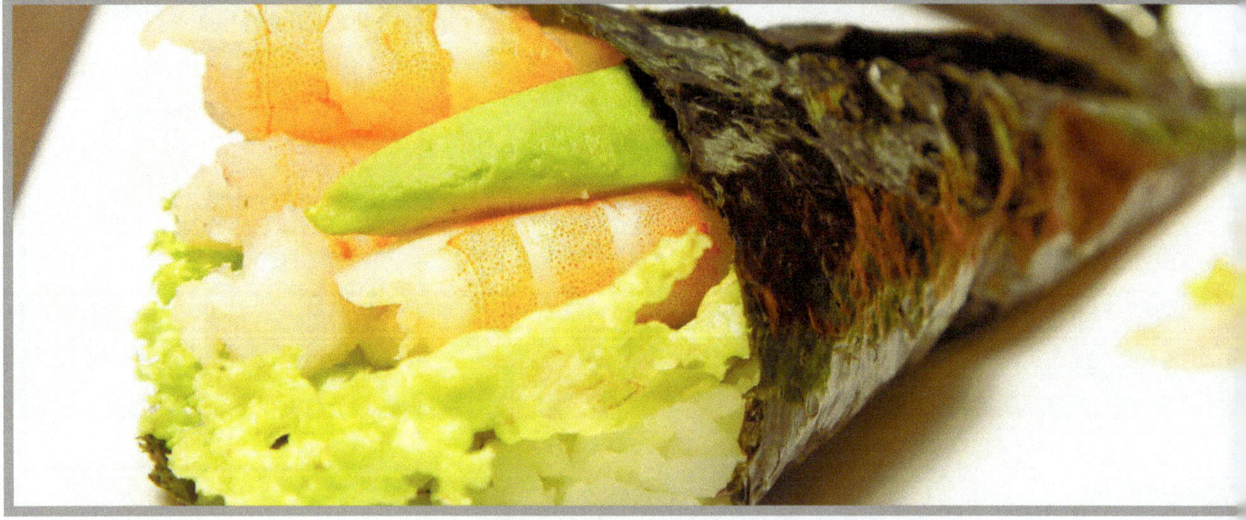

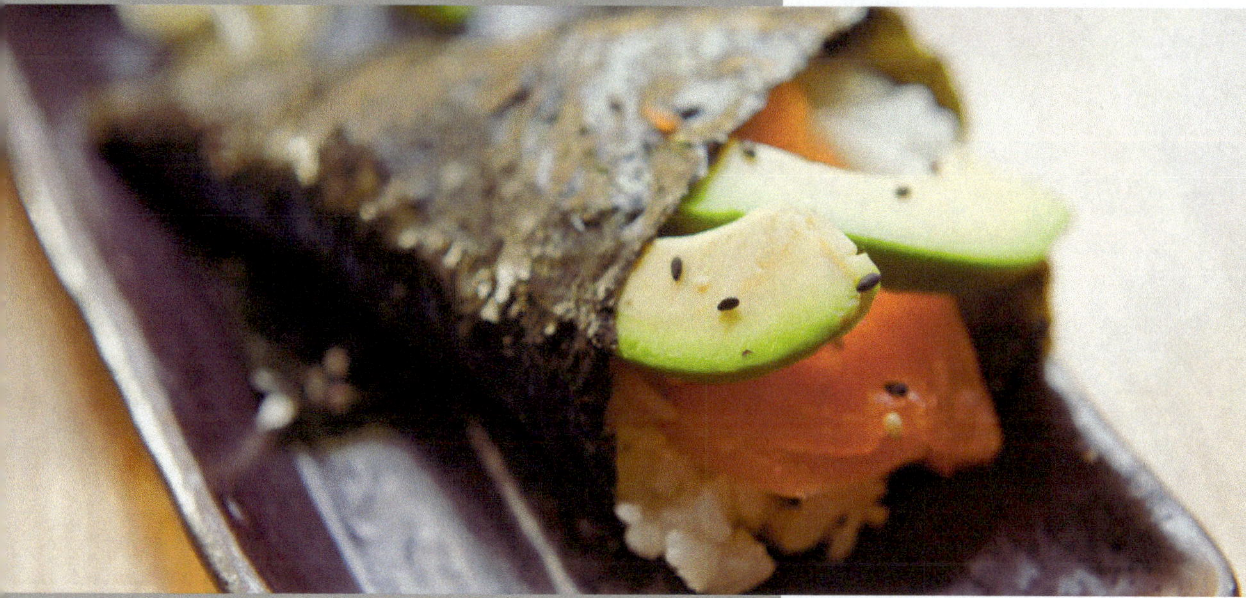

TEMAKI MIT LACHS UND AVOCADO

Sake-Avocado Temaki

1 S

15 Min.

Schwierigkeitsgrad
Leicht

Schneide den Fisch in 10 cm lange und etwa 2 cm dicke Streifen.
Schäle die Avocado und schneide sie in Stifte in der gleichen Größe wie den Lachs.
Bereite die Temaki gemäß den Anweisungen auf Seite 28.
Denke daran, dass die Hand, die die Alge hält, immer trocken sein muss, damit der Nori-Alge knackig bleibt.
Bereite das Temaki zu und achte darauf, dass die Zutaten von der Seite der Kegelöffnung aus sichtbar sind.
Du kannst ein Reiskorn verwenden und es in die untere rechte Ecke als Kleber eindrücken, um das Temaki zu versiegeln. Verzehre sie sofort, sonst werden die Nori-Algen feucht und weich. Serviere sie mit mariniertem Ingwer, Sojasauce und Wasabi.

"Normalerweise ist Temaki eine Art Sushi, die du essen willst, sobald du dich an einer Sushi-Bar hinsetzt, und ist eine ausgezeichnete Wahl für ein praktisches Abendessen. Die Kegelform ist ein echter Hingucker, lässt sich einfach zubereiten und kann mit so ziemlich allem gefüllt werden. Sie verleiht deinem nächsten Sushi-Dinner einen stilvollen Touch."

AUSRÜSTUNG:

- Santoku bōchō oder ein gut geschliffenes Messer
- Schneidebrett
- Tezu
- Trockenes Tuch
- Das Notwendige für die Zubereitung des Reises

ZUTATEN:

- 140 g gekochter Sushi-Reis (Rezept auf Seite ...)
- 100g Lachs
- 100 g Avocado
- 1 Blatt Nori-Algen, geteilt
- Wasabi
- Ein paar Scheiben eingelegter Ingwer
- Sojasauce

NÄHRWERTANGABEN:

Kal. 239 | Kohlenhydrate

SASHIMI

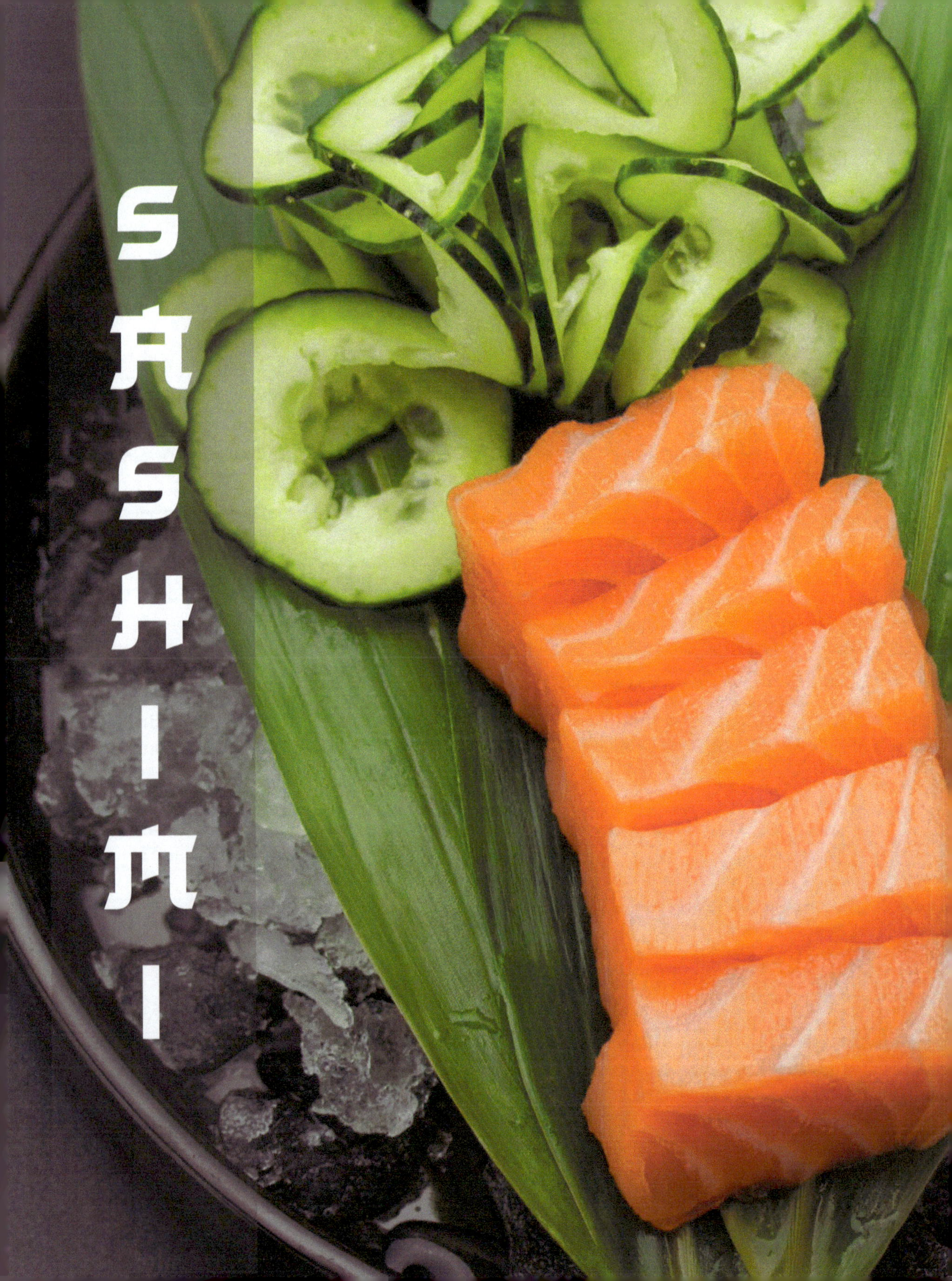

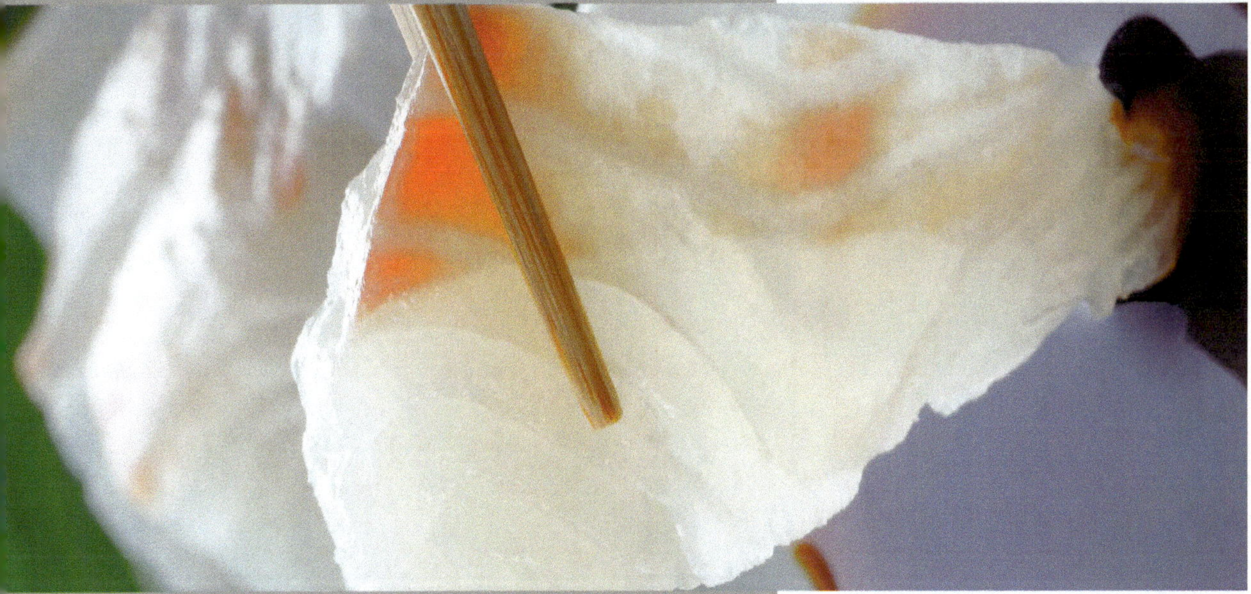

SEEBRASSE SASHIMI

Tai Sashimi

1 S

Schwierigkeitsgrad Mittel

Um das Sashimi zuzubereiten, säubern wir zunächst die Dorade. Der Einfachheit halber kannst du den Fisch auch schon ausgenommen, ohne Kopf und geschält nehmen.
Der Fisch muss gemäß den Anweisungen auf Seite 9 eingefroren werden.
Um die für das Rezept benötigten 200 g Dorade zu erhalten, kannst du 1 oder 2 Filets kaufen oder den benötigten Teil der Dorade wie auf Seite.
Schneide den Fisch in dünne Scheiben.
Du kannst diese Doradenscheiben zum Servieren übereinander rollen, um kleine Rosen zu bilden. Oder du legst die Scheiben nebeneinander auf den Teller. Dann fügst du den Daikon, den Schnittlauch und den krausen Salat hinzu, um eine einfache Garnierung zu erhalten. Begleite sie mit Sojasauce und Wasabi.

"Um Tai Sashimi zu essen, kannst du Sashimi-Scheiben um ein paar Schnittlauchstängel wickeln, um mundgerechte Wraps zu machen. Tauche sie in die Sojasauce und genieße sie. Dorade ist ein zarter Fisch mit einem feinen Geschmack, der von ebenso zarten und sanften Aromen begleitet werden muss."

AUSRÜSTUNG:

- Yanagiba bōchō oder ein scharfes Filetiermesser
- Schneidebrett
- Pinzette
- Trockenes Tuch

ZUTATEN:

- 200g Seebrasse
- 1 Kopfsalatblatt
- Wasabi
- Schnittlauch
- Daikon
- Sojasauce

NÄHRWERTANGABEN:

Kal. 146 | Kohlenhydrate 2,5g | Eiweiß 24,3g | Fett 3,4g

TINTENFISCH SASHIMI
Sumi Ika Sashimi

1 S

Schwierigkeitsgrad
Mittel

AUSRÜSTUNG:	ZUTATEN:	NÄHRWERTANGABEN:
· Yanagiba bōchō oder ein scharfes Filetiermesser · Schneidebrett · Trockenes Tuch	· 200g Tintenfisch · Wasabi · Schnittlauch · Daikon · Sojasauce · Fischeier · 1 Blatt Rotkohl	Kal. 105 Kohlenhydrate 11,9g Eiweiß 12,5g Fett 0,6g

Ein mittelgroßer Tintenfisch reicht aus, um die für das Rezept benötigten 200 g Tintenfisch zu erhalten.
Denke immer daran, dass roher Fisch gemäß den Anweisungen auf Seite 9 eingefroren werden sollte.
Reinige und bereite den Tintenfisch wie auf Seite 21.
Schneide durch parallele Schnitte dünne Scheiben von etwa 5 mm.
Lege die Scheiben nebeneinander auf den Teller.
Einfach mit Daikon und Schnittlauch garnieren und mit Sojasauce und Wasabi servieren.

"Um dein Sumi Ika Sashimi zu präsentieren, kannst du Fischeier verwenden und sie mit einigen Tintenfischscheiben mischen. Wir haben sie gleichmäßig verteilt. Platte die Scheiben mit den Fischeiern und lege die restlichen Scheiben auf der gegenüberliegenden Seite auf ein Rotkohlblatt. Zum Schluss mit Wasabi servieren."

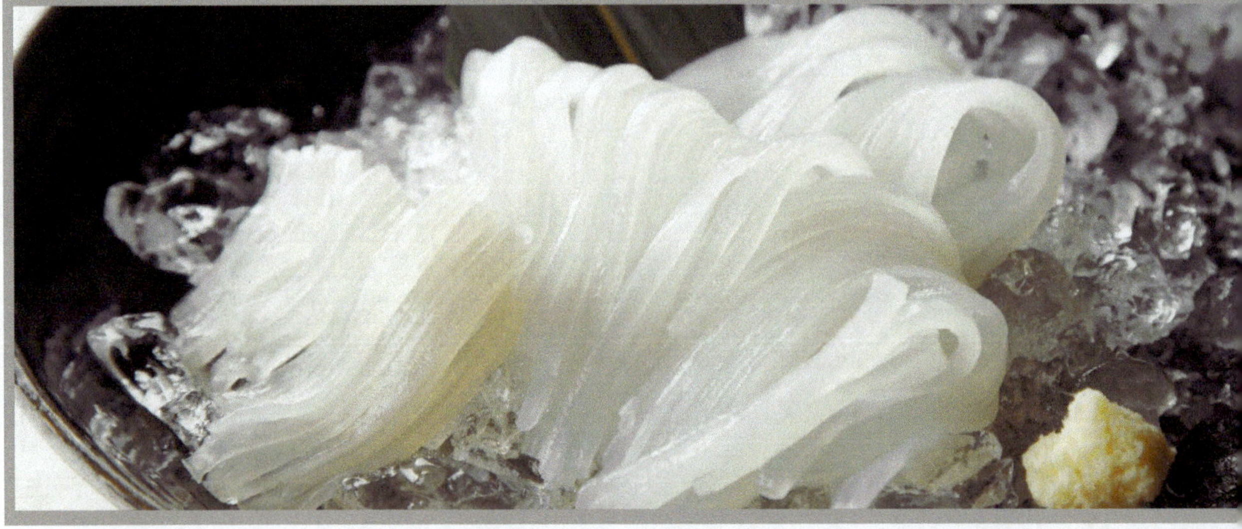

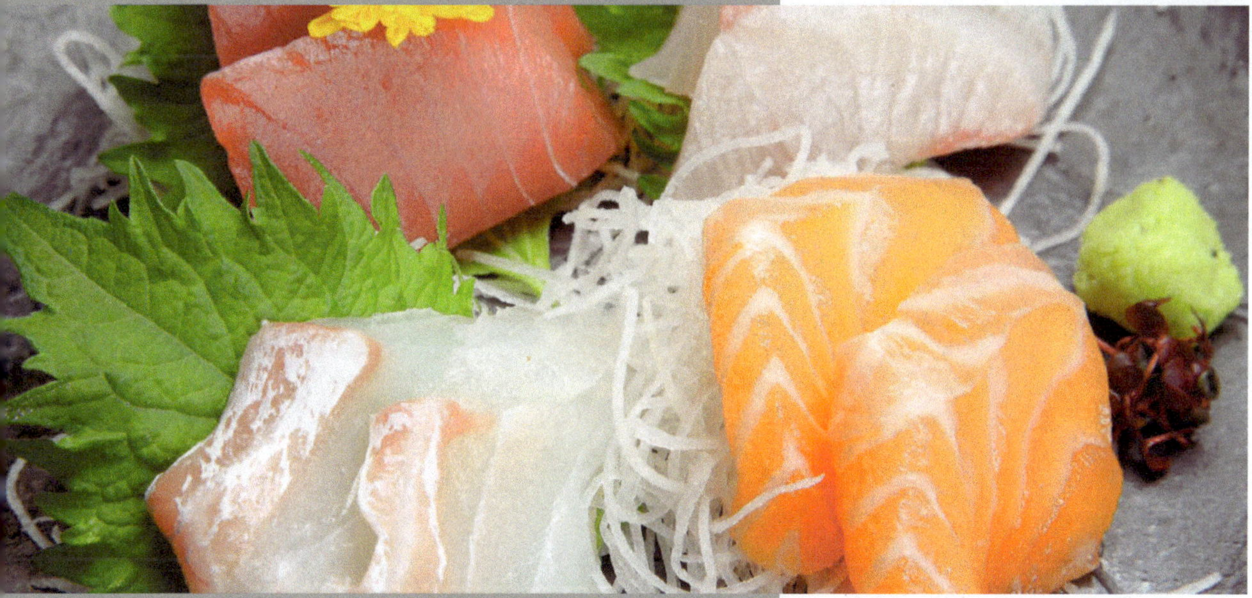

SASHIMI MIX

1 S

Schwierigkeitsgrad
Mittel

Schneide den weißen Fisch nach der Anleitung und Seite 18.
Schneide den Thunfisch und den Lachs in 1 cm dicke Scheiben, immer gegen die Faserrichtung.
Bereite das Gemüse für die Garnierung vor, indem du die Shisoblätter wäschst und den Daikon in dünne Juliennescheiben schneidest.
Zum Schluss richtest du die Fischscheiben auf dem Teller an, abwechselnd mit dem Gemüse und, wenn du möchtest, mit einigen Zitronenscheiben.
Mit Wasabi und Sojasauce servieren.

"Sashimi ist eines der spektakulärsten und am meisten geschätzten japanischen Gerichte. Es wird hauptsächlich mit Thunfisch und Lachs zubereitet. Aber auch Tintenfisch, Krabben, Kalmar, Makrele, Kugelfisch, Kabeljau, Schwertfisch, Jakobsmuschel und Seeigel werden für die Zubereitung verwendet. Bereite ihn mit Rücksicht auf die japanische Farbgebung und Ästhetik zu und genieße diese Delikatesse, wann immer du willst!"

AUSRÜSTUNG:

- Yanagiba bōchō oder ein scharfes Filetiermesser
- Schneidebrett
- Pinzette
- Trockenes Tuch

ZUTATEN:

- 4 Scheiben Felchen
- 2 Scheiben Lachs
- 2 Scheiben Thunfisch
- Sojasauce
- Wasabi
- Shisoblätter
- Daikon, julienne
- Sojasauce
- Zitrone, in Scheiben geschnitten

NÄHRWERTANGABEN:

Kal. 302 | Kohlenhydrate 9,6 g | Eiweiß 39,1 g | Fett 11,7 g

TRADITIONELLES SUSHI

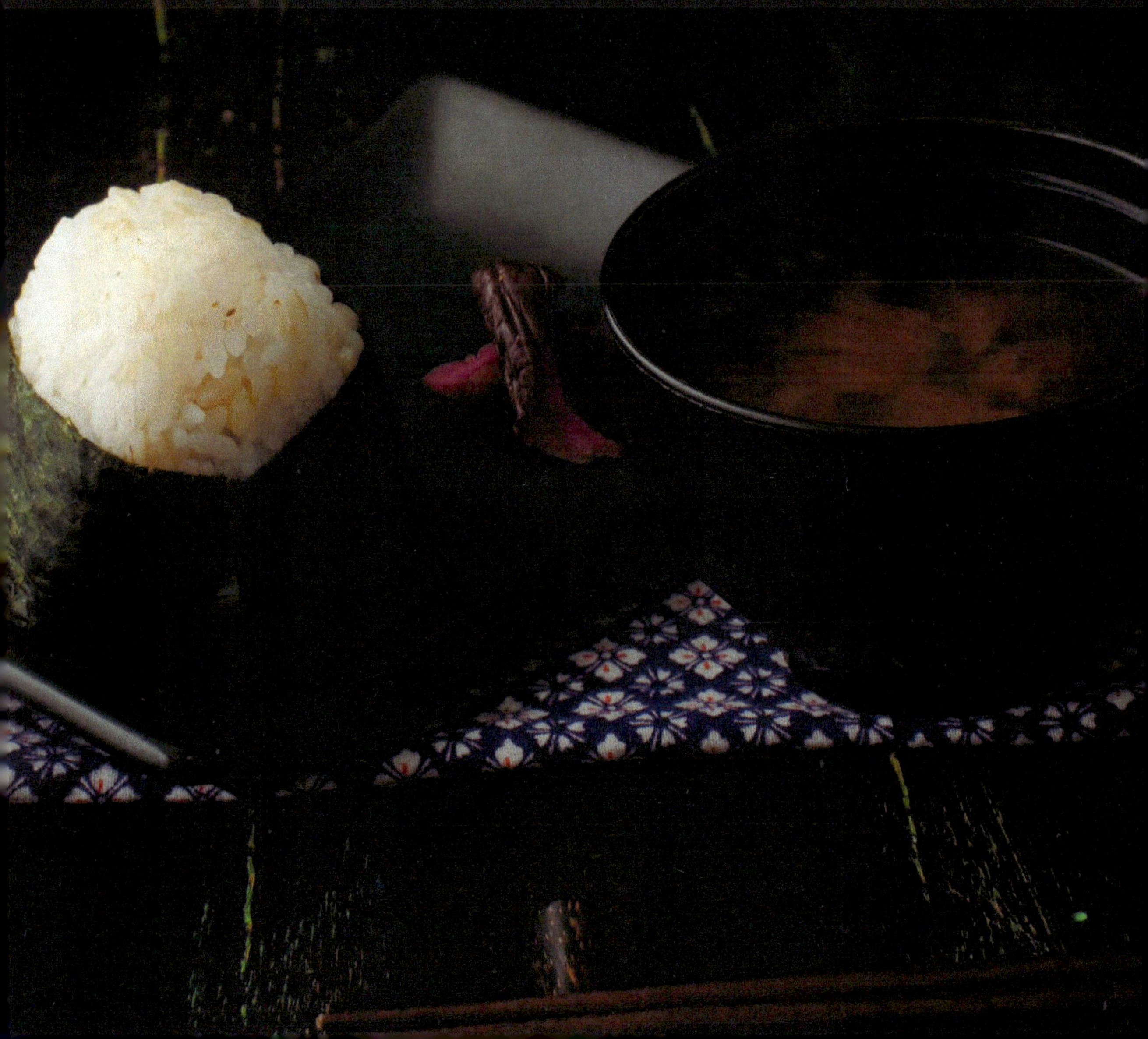

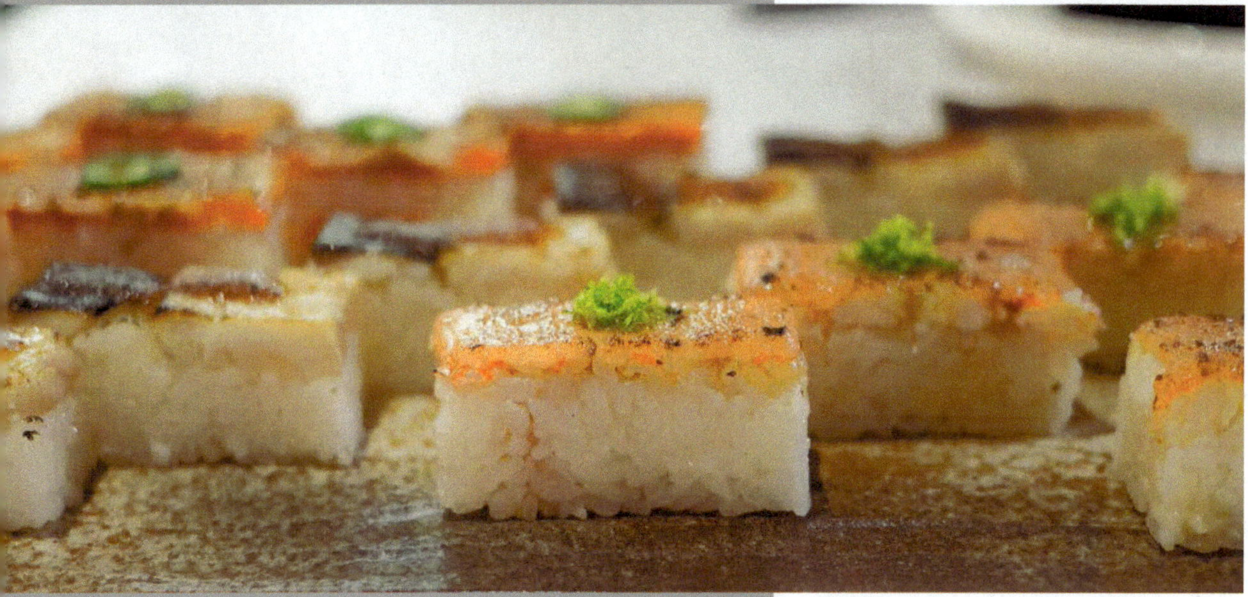

OSHIZUSHI

1 S

1 S + Marinierzeit

Schwierigkeitsgrad Mittel

Diese Art von Sushi wird am besten im Oshiboko zubereitet, einer rechteckigen Holzform mit abnehmbarem Boden, die dem Rezept seinen Namen gibt.
Teile zunächst die Lachsfilets und lege sie in eine Schüssel, wobei du sie eine Stunde lang mit Salz bedecken solltest.
Dann abspülen, mit Essig bedecken und eine weitere Stunde marinieren. Dann jedes Filet in 3 gleich große Streifen schneiden. Lege ein Stück Frischhaltefolie in die Form, um den Boden und die Ränder zu bedecken. Lege dann die Lachsstreifen auf den Boden, um ihn vollständig zu bedecken, füge Wasabi hinzu und lege schließlich eine Schicht Reis darauf.Mit Folie abdecken und andrücken, dann auf ein Schneidebrett stürzen.Zum Schluss schneidest du den Reis und den Fisch in 3-4 cm große Stücke, nachdem du ihn ein paar Stunden an einem kühlen Ort ruhen lassen hast. Mit eingelegtem Ingwer, Wasabi und Sojasauce servieren.

"Oshi Sushi" ist eine der speziellsten Arten von Sushi. In Deutschland ist dieses Gericht selten zu finden, wahrscheinlich wegen seiner Zubereitung, die ein präzises japanisches Werkzeug erfordert: das Oshibako. Oshi-Sushi geht auf eine Tradition zurück, bei der der Fisch in Kisten gepresst wurde, um ihn haltbar zu machen. Es wird in vielen Variationen zubereitet, darunter Makrele in Salzlake, gekochte Shiitake-Pilze, Venusmuscheln und Eierstreifen".

AUSRÜSTUNG:

- Santoku bōchō oder ein gut geschliffenes Messer
- Schneidebrett
- Tezu
- Trockenes Tuch
- Das Notwendige für die Zubereitung des Reises

ZUTATEN:

- 400 g gekochter Sushi-Reis
- 200g Lachs
- 500ml Reisessig
- 500g Salz
- 1 Teelöffel Wasabi
- Sojasauce
- Eingelegter Ingwer

NÄHRWERTANGABEN:

Kal. 197 | Kohlenhydrate 30,5g | Eiweiß 12,8g | Fett 2g

GOMOKUZUSHI

1 S

1 S

Schwierigkeitsgrad
Leicht

AUSRÜSTUNG:

- Santoku bōchō oder ein gut geschliffenes Messer
- Schneidebrett
- Auflaufform
- Antihaft-Bratpfanne
- Das Notwendige für die Zubereitung des Reises

ZUTATEN:

- 2 Portionen Sushi-Reis
- 3 Eier, verquirlt
- 1 Esslöffel Zucker
- 300 g Möhren
- 4 Shiitake-Pilze, getrocknet
- 50g Grüne Bohnen
- 100 g Shrimps, ge schält
- 1/2 Blatt Nori-Algen
- Sojasauce
- Eine Prise Salz

NÄHRWERTANGABEN

Kal. 237
Kohlenhydrate 39,7g
Eiweiß 13g
Fett 3,6g

Weiche die Pilze für ein paar Minuten in heißem Wasser ein. Nach 30 Minuten entfernst du die Stiele und schneidest sie in Streifen.
Dann würfelst du die Möhren und gibst sie mit den Pilzen, dem Zucker und 200 ml Wasser in einen Topf.
Gib die Sojasoße hinzu und koche 2-3 Minuten, oder bis die Pilze weich sind.
Koche die grünen Bohnen und Garnelen 2 Minuten lang in kochendem Salzwasser und tauche sie dann in Eiswasser, um den Kochvorgang zu stoppen und die Kälte zu vertreiben.
Bereite aus den verquirlten Eiern ein sehr dünnes Omelett zu und schneide es in 2-3 mm breite Streifen.
Zum Schluss mischst du den Reis mit den Garnelen, Pilzen und Karotten und gibst alles in eine Schüssel. Garniere mit den grünen Bohnen und den in Streifen geschnittenen Nori-Alge.

"Gomokuzushi ist Sushi mit Reis, der mit verschiedenen gekochten Zutaten angereichert wird. Das Wort gomoku bedeutet 'fünf Arten', was eine große Vielfalt an Zutaten bedeutet. Für die Zubereitung von Gomokuzushi sind mehrere verschiedene Kochmethoden erforderlich. Es ist besser, sich die Zeiten gut einzuteilen. Die wichtigsten Zutaten werden in kleine Stücke geschnitten und dann gekocht. Danach werden sie mit dem Sushi-Reis vermischt und zum Schluss die Beilage, die vorher zubereitet worden sein muss, dazugegeben."

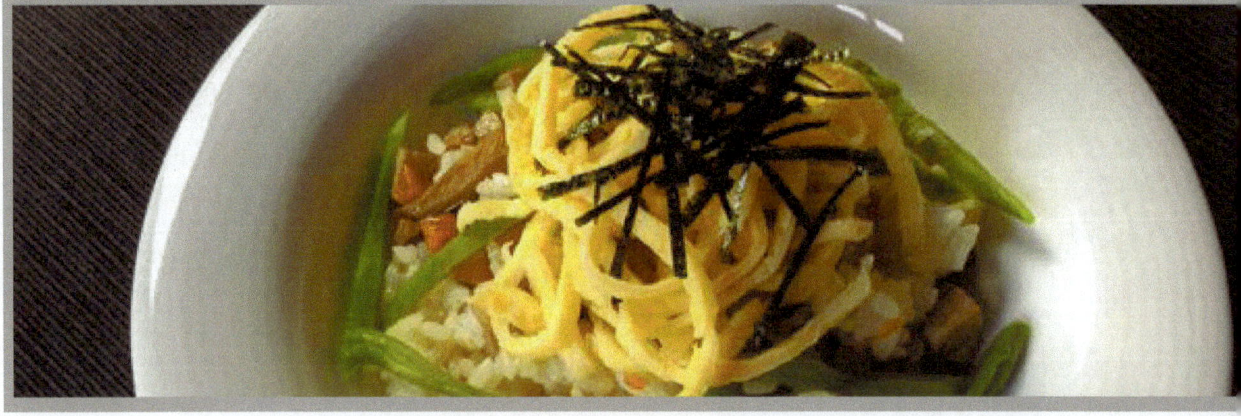

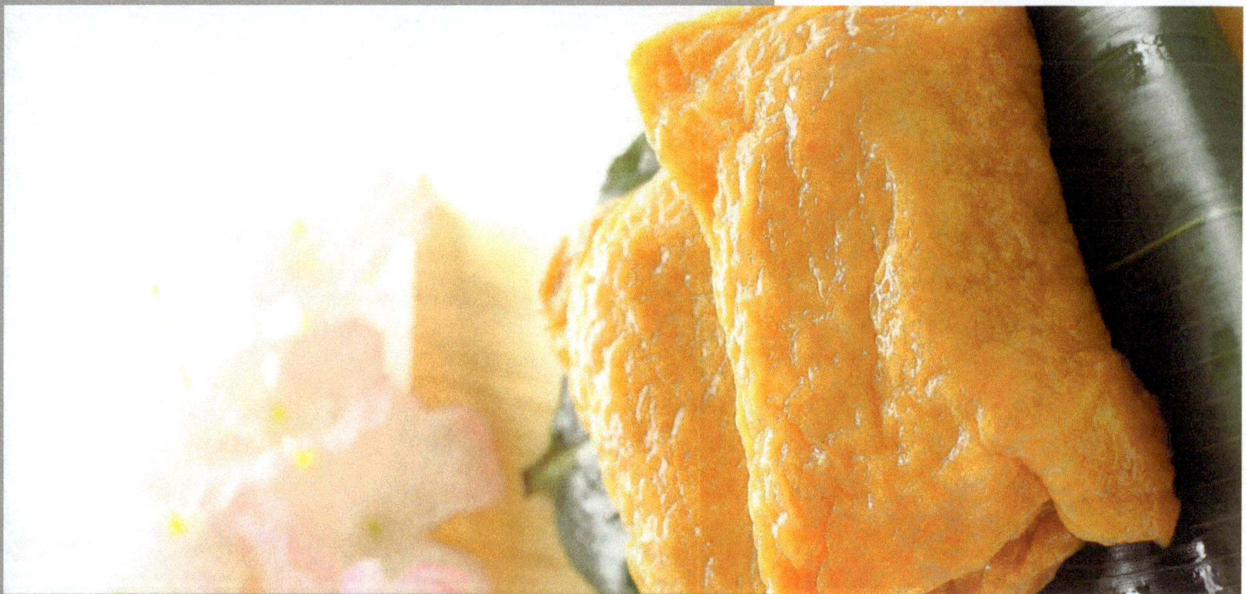

INARIZUSHI

1 S

30 Min.

Schwierigkeitsgrad
Mittel

Nimm die inari-age aus dem Kühlschrank.
Streue die Sesamkörner über den Sushireis und rühre den Reis vorsichtig um. Teile den Reis in 4 Teile und forme aus jedem Viertel drei Stücke narizushi.
Gieße den Reis ab und stelle die Kochflüssigkeit beiseite. Befeuchte deine Hände damit und forme längliche Reiskugeln.
Öffne die Inari-age-Taschen vorsichtig und trenne die dünne Haut vorsichtig durch. Falte die Haut an der Oberseite nach außen.
Stopf die Reiskugeln nach unten, so dass die beiden Ecken glatt und rund sind.Schließe das Inari-Alter, indem du beide Kanten nach unten faltest.
Falte dann die restlichen Ränder ein, um den Reisball zu verschließen.
Lege die Nahtseite nach unten und fahre mit dem Rest des Inari age fort.Serviere die Inarizushi bei Zimmertemperatur. Nach Belieben mit Shisoblättern und Ingwer garnieren.

"Inari-age" sind Tofu-Fritten, die für Sushi und Gerichte wie Udon und Misoshiru verwendet werden. Sie werden zubereitet, indem frischer Tofu in dünne Scheiben geschnitten und in Öl gebraten wird. Gerichte mit dieser Zutat werden kitsune "Fuchs" genannt. Der Volksglaube besagt, dass Füchse so gierig auf dieses Sushi sind, dass in manchen Dörfern das Inarizushi am Eingang liegen gelassen wird, um sich bei den vorbeikommenden Füchsen einzuschmeicheln."

AUSRÜSTUNG:

- Das Notwendige für die Zubereitung des Reises

ZUTATEN:

Für 12 Inarizushi:
- 2 Portionen Sushi-Reis
- 1 Esslöffel Sesamsamen
- 12 Inari Alter
- Eingelegter Ingwer
- Shiso Blätter

NÄHRWERTANGABEN:

Kal. 356
Kohlenhydrate 43 g
Eiweiß 9g
Fett 11,9g

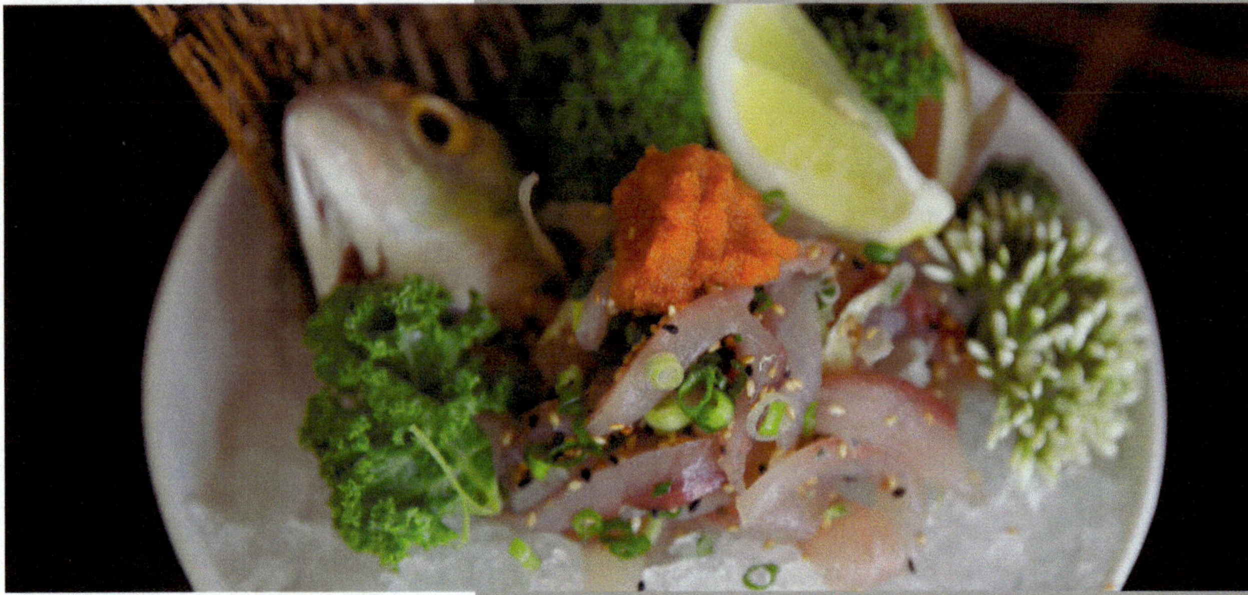

AUSRÜSTUNG:

- Yanagiba bōchō oder ein scharfes Filetiermesser
- Schneidebrett
- Pinzette
- Trockenes Tuch

ZUTATEN:

Für 1 Portion:
- 4 Filets Stöcker
- 1 Ginge, in Scheiben geschnitten
- 4 Shiso Blätter
- 1 Zitrone, in Scheiben geschnitten
- Sesamsaat
- Schnittlauch
- Sojasauce

NÄHRWERTANGABEN:

Kal. 239 | Kohlenhydrate 6,4g | Eiweiß 18,1g | Fett 10g

AJI NO TATAKI

1 S

Schwierigkeitsgrad
Mittel

Schäle die Stöckerfilets und entgräte sie mit einer Pinzette. Befolge die Anweisungen auf Seite 18 für das richtige Schneiden und Zubereiten des Fisches.
In dünne, schräge Scheiben schneiden. Schneide die Frühlingszwiebeln und die Shisoblätter klein. Schäle und reibe den Ingwer.
Mische alle Zutaten und schlage dabei leicht mit der Messerklinge, damit sich die Aromen gut mit dem Duft des Fischs vermischen.
Auf dem Teller mit Sesamsamen und einer Zitronenscheibe anrichten.
Mit Sojasauce servieren.

"Dies ist das traditionelle Sashimi aus rohem Aji-Stöcker, der in kleine Stücke geschnitten, geschlagen und mit aromatischen Kräutern gewürzt wird. Tataki heißt das leichte Klopfen, das mit der Messerklinge erfolgt, um das intensive Aroma des Fisches am besten freizusetzen."

CHAKINZUSHI

1 S

Schwierigkeitsgrad
Mittel

AUSRÜSTUNG:	ZUTATEN:	NÄHRWERTANGABEN
• Santoku bōchō oder ein gut geschliffenes Messer • Schneidebrett • Tezu • Trockenes Tuch • Crèpe-Pfanne • Das Notwendige für die Zubereitung des Reises	• 250 g gekochter Sushi-Reis • 200g Garnelen • 2 Eier • 1/2 Teelöffel Salz • 2 Esslöffel Saatöl • Wasser • Optional: Ein paar Stängel Schnittlauch • Sojasauce • Eingelegter Ingwer	Kal. 224 Kohlenhydrate 7,1g Eiweiß 17g Fett 11g

Bereite den Reis gemäß den Anweisungen auf Seite 16.
Bereite die Garnelen wie auf Seite 20 beschrieben zu und kühle sie sofort mit Eis und Wasser ab.
Schneide die Garnelen in Scheiben und lasse einige ganz, um das Chakinzushi zu garnieren.
Schlage die Eier mit Salz und zwei Esslöffeln Wasser in einer Schüssel auf. Erhitze eine Crêpe-Pfanne und fette sie leicht mit Öl ein. Gieße eine kleine Portion der verquirlten Eier hinein und bewege die Pfanne, um die Oberfläche gleichmäßig zu beschichten. Sobald der Pfannkuchen fest geworden ist, drehst du ihn um und brätst ihn auf der anderen Seite für etwa eine Minute. Er sollte weich bleiben. So erhältst du 6 dünne Omeletts.
Lege eine Portion Reis in die Mitte jedes Fritters und schließe ihn, wobei du eine Garnele als Garnierung in der Mitte lässt. Alternativ kannst du die Wraps auch mit einem Schnittlauchhalm zusammenbinden. Mit Sojasauce und eingelegtem Ingwer servieren.

"Chakinzushi ist eine alte Form von Sushi und der Überlieferung nach eine Abwandlung von Inarizushi und Tamagoyaki. Es wird fukuzushi genannt, wenn die Knödelfüllung aus weißem Reis besteht. Wenn der Reis stattdessen mit Zutaten wie Garnelen und Pilzen gewürzt wird, nennt man es Chakinzushi."

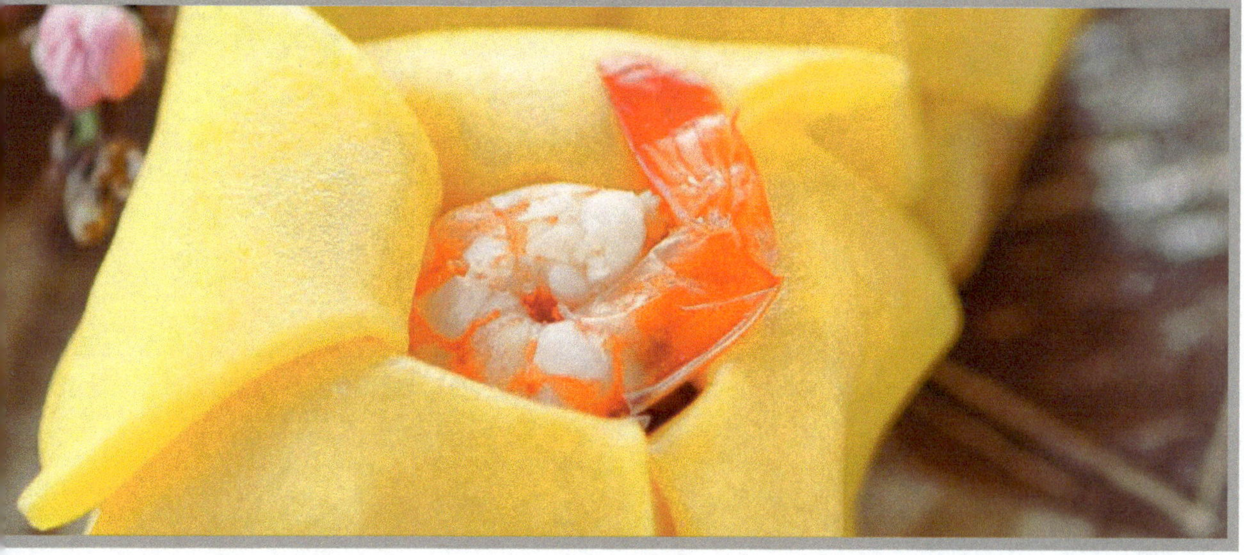

ANDERE ARTEN VON SUSHI UND JAPANISCHEN GERICHTEN

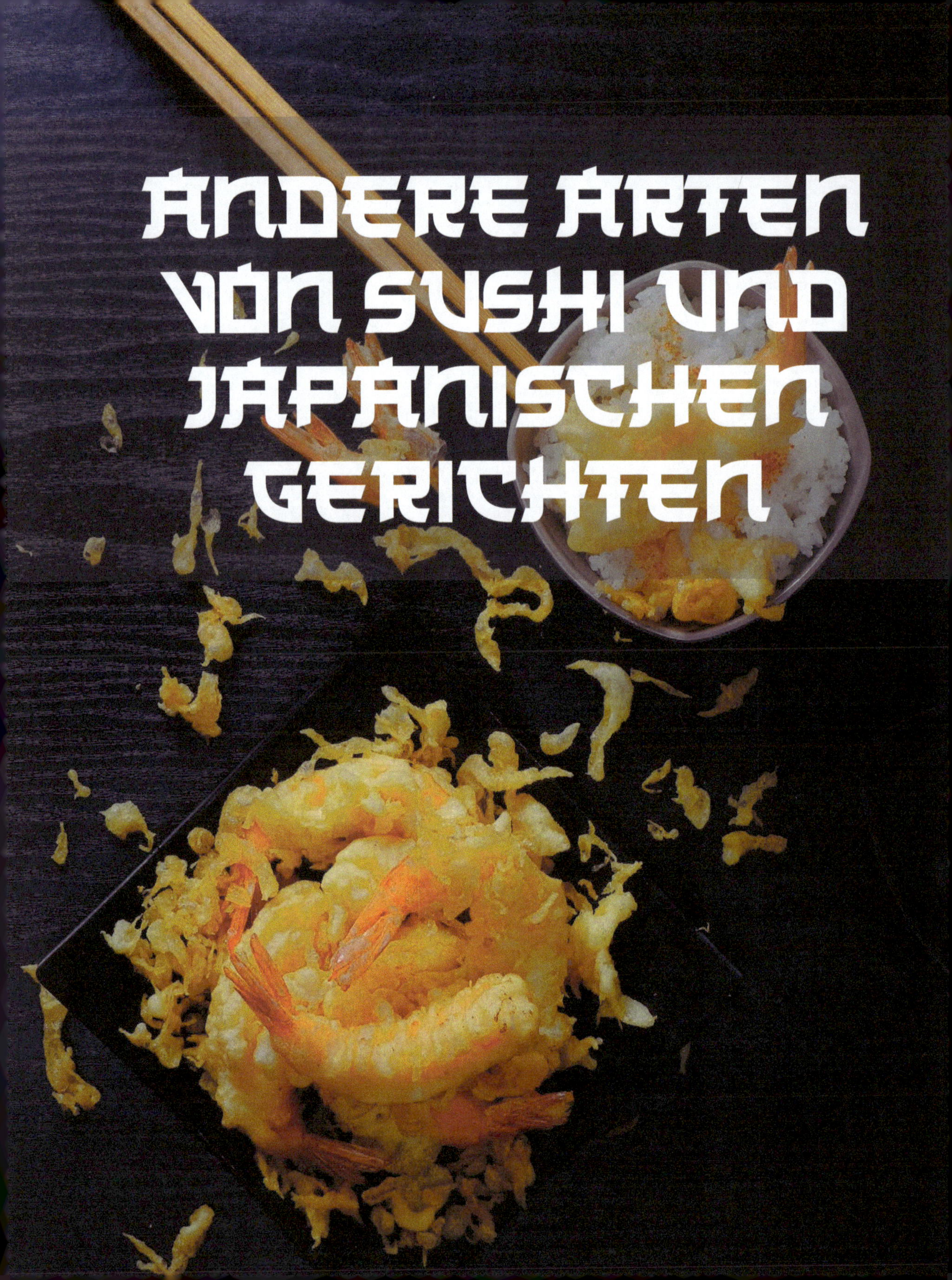

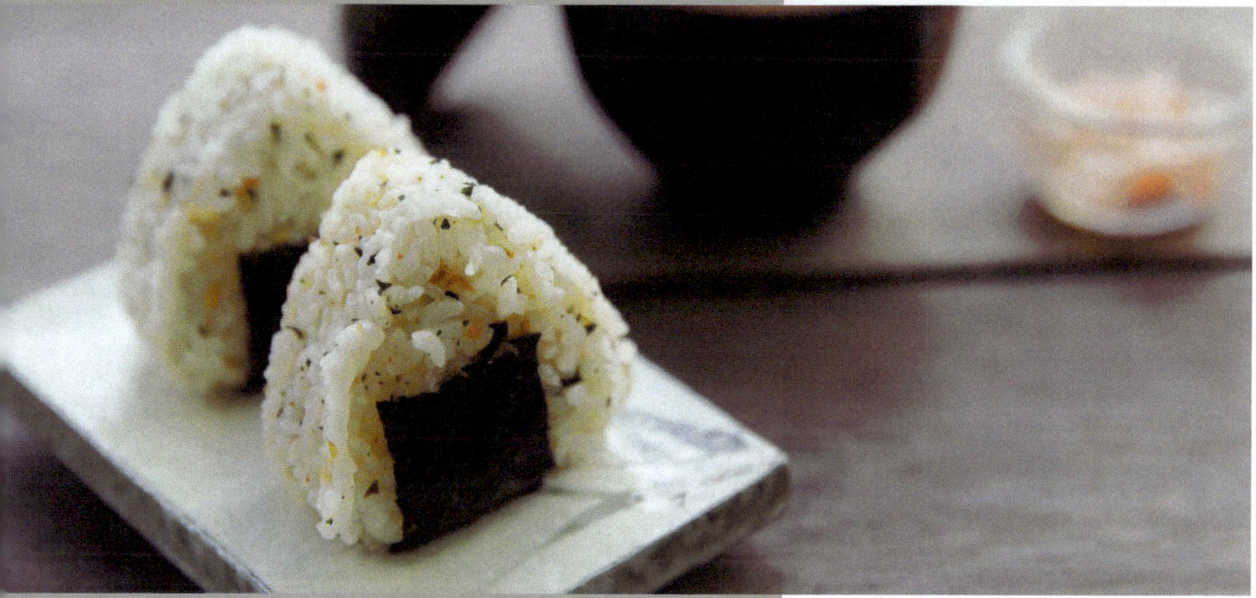

ONIGIRI

1 S

40 Min.

Schwierigkeitsgrad
Schwer

Zuerst kochst du den Reis.
Gib eine Prise Salz dazu und beginne, Reisbällchen von etwa 8 cm Breite zu formen.
Dann formst du eine kleine Vertiefung in der Mitte des Reises, gibst die Füllung deiner Wahl hinein und schließt das Onigiri.
Wickle die Onigiri mit einem Blatt Nori-Alge ein. Um die Onigiri zu würzen, kannst du den Reis mit Sesam oder fein gehackten Shiso-Blättern bestreuen.

"In Japan ist die Tradition des Bentos tief verwurzelt, und die unbestrittenen Protagonisten dieser praktischen Behälter sind die Onigiri. Dieses Rezept für unterschiedlich geformte und mit verschiedenen Füllungen gefüllte Reisbällchen ist im Land der aufgehenden Sonne seit Jahrhunderten bekannt und überliefert. Der Streifen Nori-Alge, der strategisch am Boden platziert ist, dient dazu, die Onigiri bequem mit den Händen zu nehmen. Ob du sie zum Mittagessen mit ins Büro nimmst oder sie zum Abendessen servierst, Onigiri sind leichte und nahrhafte Snacks, die gute Laune machen!"

AUSRÜSTUNG:

- Das Notwendige für die Zubereitung des Reises
- Santoku bōchō oder ein gut geschliffenes Messer
- Schneidebrett

ZUTATEN:

- 65 g gekochter Sushi-Reis
- 1 Prise Salz
- 1/4 Blatt Nori-Algen
- Sesamsamen

Empfohlene Füllungen:

- Huhn
- Lachs
- Thunfisch und Mayonnaise
- Eingelegte Pflaume

NÄHRWERTANGABEN:

Kal. 159 | Kohlenhydrate 12,2g | Eiweiß 15,5g | Fett 5,4g

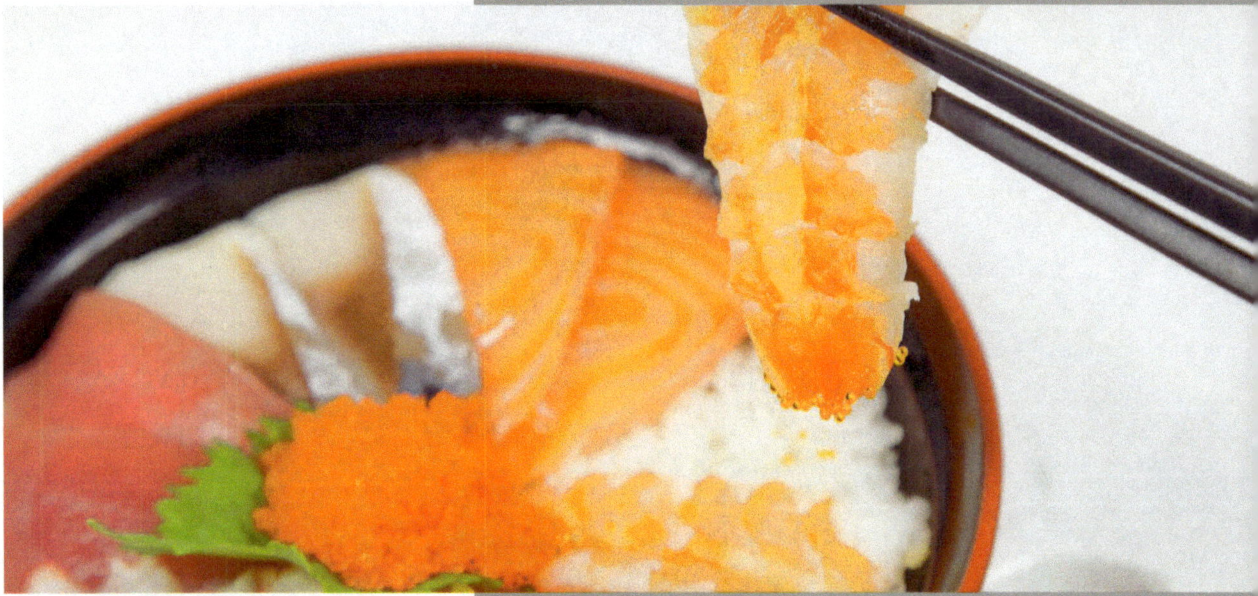

CHIRASHI SUSHI

40 Min.

Schwierigkeitsgrad Mittel

AUSRÜSTUNG:

- Santoku bōchō oder ein gut geschliffenes Messer
- Schalen
- Das Notwendige für die Zubereitung des Reises

ZUTATEN:

Für 4 Portionen:

- 500 g gekochter Sushi-Reis
- 100g Lachs
- 100 g Schwertfisch
- 100 g Thunfisch
- 12 Krabben
- 1/2 Avocado
- Sojasauce
- Wasabi
- Eingelegter Ingwer

NÄHRWERTANGABEN:

Kal. 349 | Kohlenhydrate 19,4g | Eiweiß 37,9g | Fett 12,2g

Bereite den Sushi-Reis wie auf Seite 16 zu.
Fahre damit fort, die Scheiben von Lachs, Thunfisch und Schwertfisch in der gleichen Größe zu schneiden. Für die Zubereitung und das Schneiden des Fisches, siehe Seite 18.
Schneide die Avocado in dünne Scheiben.
Richte den Reis in den 4 Schüsseln an und lege je nach Geschmack Fisch und Avocadoscheiben und zum Schluss die Garnelen darauf.
Mit Sojasauce, Wasabi und eingelegtem Ingwer servieren.

"Chirashi ist eine der traditionellen japanischen Sushi-Zubereitungen. In der Regel werden fleischige Fische wie Thunfisch, Lachs, Makrele, Schwertfisch, Bernsteinmakrele und Garnelen verwendet, die meist über Reis serviert werden. Es gibt auch mit Nori-Algen umwickelte Omeletts und Oktopus für die reichhaltigeren Varianten."

YAKITORI

30 Min.

Schwierigkeitsgrad
Leicht

AUSRÜSTUNG:

- Santoku bōchō oder ein scharfes Filetiermesser
- Schneidebrett
- Bambus-Spieße
- Grill
- Kochtopf
- Trockenes Tuch

ZUTATEN:

- 1 kg Hähnchenschenkel, in 2-3 cm große Stücke geschnitten
- 100ml Sojasoße
- 100ml Wasser
- 2 Esslöffel Mirin
- 2 Esslöffel Reisessig
- 100 g Zucker
- 1 Teelöffel Ingwer
- 1 Knoblauchzehe
- 4 Teelöffel Speisestärke
- 2 Esslöffel Saatöl
- 1 Teelöffel Sesamsamen
- Salz und Pfeffer
- Schnittlauch

NÄHRWERTANGABEN

Kal. 329
Kohlenhydrate 8,4g
Eiweiß 19,8g
Fett 13g

Bereite die Soße zu, indem du Sojasoße, Wasser, Mirin, Reisessig, Zucker, Ingwer, Knoblauch und Maisstärke in einem Topf verrührst. Bring die Mischung zum Kochen und rühre sie 1-2 Minuten lang, bis sie eindickt. Gib die Soße in eine Schüssel.
Stecke die Hähnchenteile auf Bambusspieße und würze sie auf beiden Seiten mit Salz und Pfeffer.
Beträufle beide Seiten der Spieße mit etwas Öl, damit sie beim Kochen nicht kleben bleiben.
Heiz den Grill auf mittelhohe Hitze vor und gib die Spieße hinein. Brate sie 2 Minuten lang, wende sie dann und begieße die gebratene Seite mit der Soße. Wiederhole den Vorgang für jede Seite deiner Spieße noch einmal für etwa 15-16 Minuten Garzeit.
Bestreue die Yakitori mit Sesamsamen. Sofort mit zusätzlicher Sauce und Frühlingszwiebeln servieren.

"Das Hähnchen-Yakitori-Rezept ist in Japan sehr beliebt. Dort gibt es spezielle Restaurants, die gegrillte Yakitori servieren. Jeder Chefkoch hat eine geheime Soße, mit der er sie würzt."

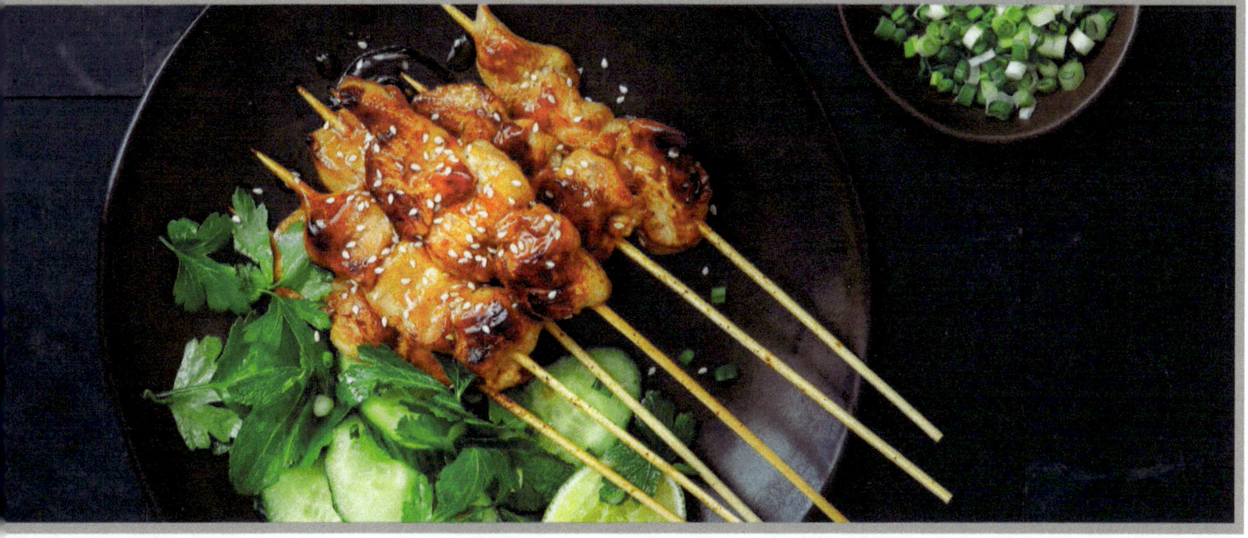

MISOSHIRU

20 Min.

Schwierigkeitsgrad
Leicht

AUSRÜSTUNG:	ZUTATEN:	NÄHRWERTANGABEN
· Santoku bōchō oder ein gut geschliffenes Messer · Suppenschalen · Kochtopf	· 10 cm Kombu-Algen · 2 rote Zwiebeln · 60g Miso · Schnittlauch · 1Liter Wasser · 1 Prise Katsuobushi	Kal. 193 Kohlenhydrate 28,7g Eiweiß 8,4g Fett 5,1g

Zuerst nimmst du die Kombu-Algen, gibst sie in den Topf und bedeckst sie mit kaltem Wasser. Dann bringst du das Wasser zum Kochen, stellst die Hitze auf niedrig, fügst eine Prise Katsuobushi hinzu und schaltest die Hitze aus, wenn es wieder zu kochen beginnt. Lass die Katsuobushi sich auf dem Boden absetzen.
Anschließend filterst du die gewonnene Brühe und setzt sie mit den fein geschnittenen Zwiebeln wieder auf das Feuer, bis sie weich sind.
Zum Schluss löst du das Miso in 2 Esslöffeln heißer Brühe auf, gibst es in den Topf und kochst es noch ein bisschen weiter.
Gieße die Suppe in Schüsseln und serviere sie mit Schnittlauch garniert.

"Misoshiru", besser bekannt als Misosuppe, ist eines der traditionellen Rezepte der japanischen Küche. Sie gehört zu den Gerichten, die beim japanischen Frühstück nie fehlen dürfen, denn sie liefert die nötige Energie, um den Tag bestmöglich zu meistern. Oft wird gewürfelter Tofu hinzugefügt. Diese Suppe wird am besten heiß und frisch zubereitet genossen."

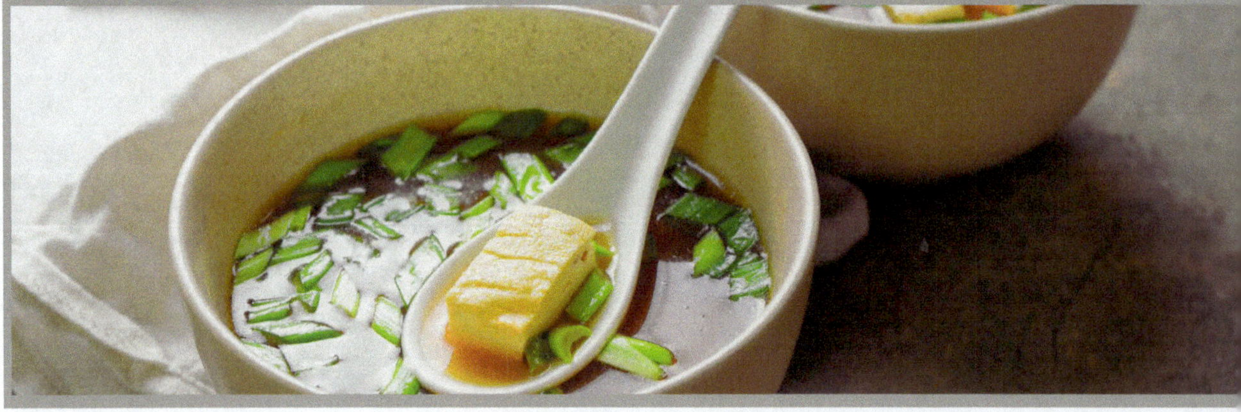

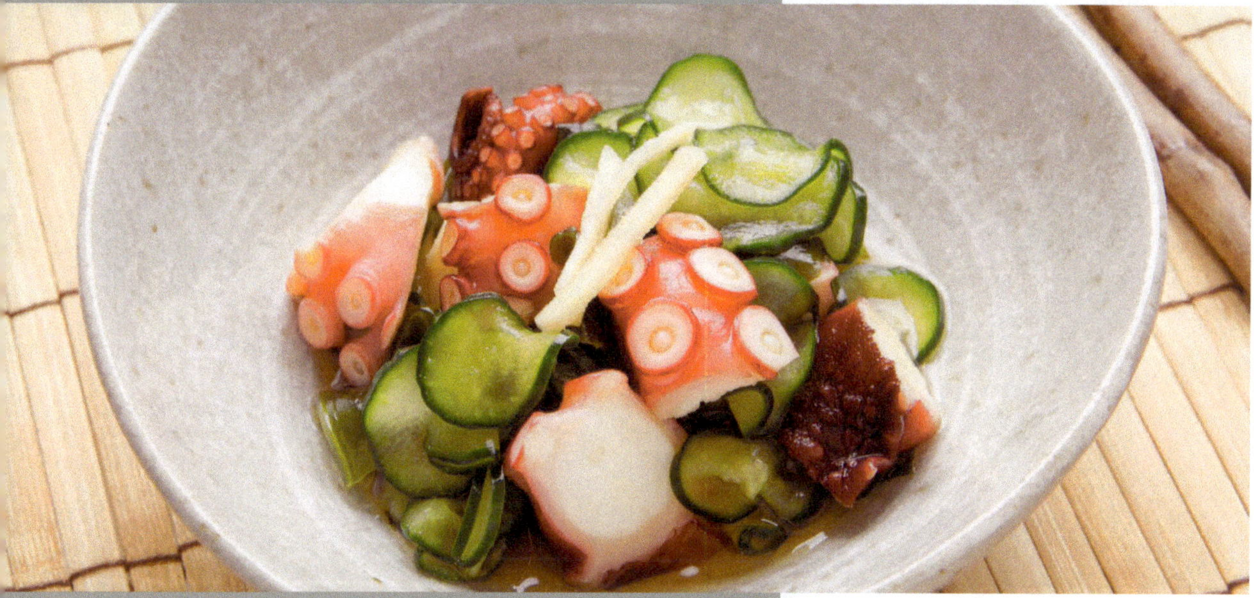

SUNOMONO

1 S

Schwierigkeitsgrad
Mittel

Wasche den Oktopus und koche ihn etwa 8-10 Minuten in kochendem Wasser, lass ihn dann abtropfen und schneide ihn in dünne Scheiben. Entferne die meiste Haut von den Gurken und schneide sie in dünne Scheiben. Bevor du das Gemüse in der Essigsauce marinierst, mische es mit einem Teelöffel Salz und verrühre alles, um überschüssiges Wasser zu entfernen. Auf diese Weise bleibt der Geschmack des Gemüses nach dem Marinieren konzentrierter und das Gemüse wird schmackhafter. Zum Schluss drückst du sie mit deinen Händen gut aus.
Wenn du sie verwendest, weiche die Wakame-Algen etwa 10 Minuten in Wasser ein, lass sie dann gut abtropfen und drücke sie aus, um das restliche Wasser zu entfernen.
Bereite das Dressing zu, indem du den Essig mit dem Zucker und der Sojasauce vermischst.
In einer Schüssel den Oktopus, die Gurken und die Alge vermengen, mit der Sauce würzen, gründlich vermischen und vor dem Servieren eine Weile marinieren lassen.

"Das Wort sunomono bedeutet "Gerichte auf Essigbasis" und bezeichnet viele Gemüse, Algen und Fische, die in süß-saurem Essig und Zucker mariniert werden. Es ist eine sehr verbreitete Vorspeise, sowohl in der heimischen Küche als auch in Restaurants. Es gibt viele Varianten von Sunomono."

AUSRÜSTUNG:

- Yanagiba bōchō oder ein scharfes Filetiermesser
- Schneidebrett
- Pinzette
- Trockenes Tuch

ZUTATEN:

Für 1 Portion:

- 400 g Oktopus, ausgenommen
- 2 Salatgurken
- 50 ml Apfelessig
- 1 Esslöffel Zucker
- 1 Esslöffel Sojasauce
- 1 Teelöffel Salz
- Optional: 1 getrocknete Wakame-Alge

NÄHRWERTANGABEN:

Kal. 198 | Kohlenhydrate 10,6g | Eiweiß 19,1g | Fett 8,7g

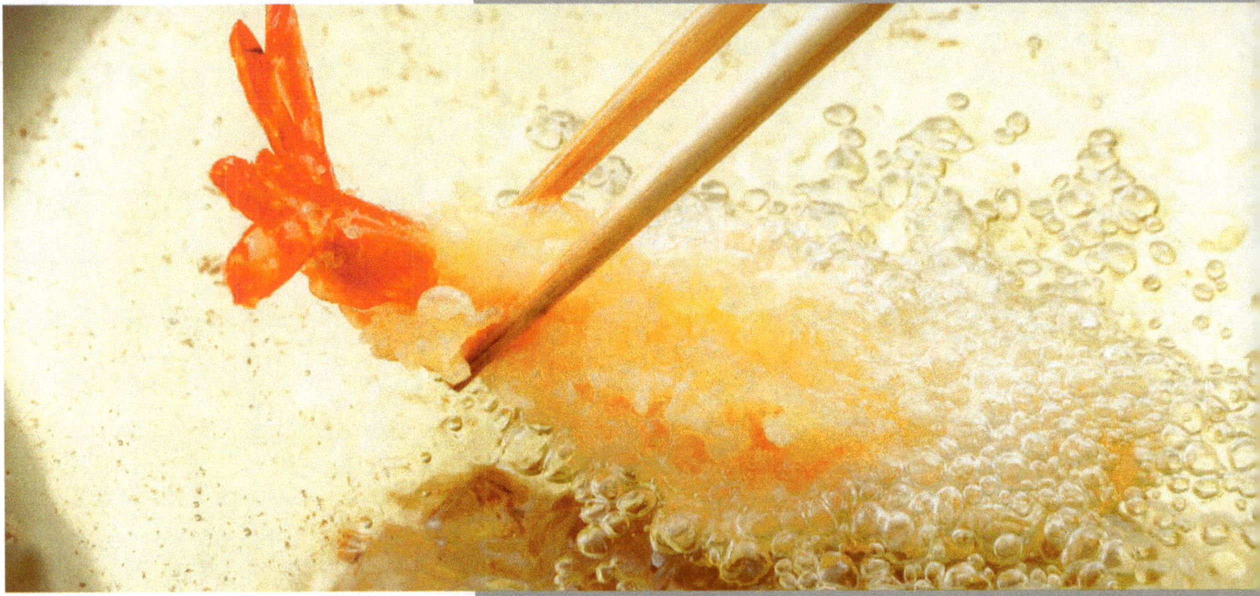

TEMPURA

45 Min.

Schwierigkeitsgrad
Mittel

AUSRÜSTUNG:

- Santoku bōchō oder ein gut geschliffenes Messer
- Schneidebrett
- Bratpfanne

ZUTATEN:

- 2 Karotten
- 8 Garnele
- 2 Zucchini
- 8 Stücke Weißfisch
- Ingwer, gerieben
- Saatöl
- Oigatsuo-Sauce
- Sojasauce
- 1 Esslöffel Sojasauce
- 1 Prise Katsuobushi
- 8 Esslöffel Dashi-Brühe
- 1 Esslöffel Mirin
- 1 Ei
- 1 Glas eisgekühltes Wasser
- 120g Mehl

NÄHRWERTANGABEN:

Kal. 328 | Kohlenhydrate 37,6g | Eiweiß 19,7g | Fett 11,5g

Für die Oigatsuo-Sauce:
Koche alle Zutaten 1-2 Minuten lang, außer den Katsuobushi, die im letzten Moment hinzugefügt werden müssen. Auskühlen lassen.

Für die Tempura:
Bereite die Garnelen wie auf Seite 19 zu.
Bereite den Weißfisch gemäß den Anweisungen auf Seite ... zu und schneide ihn in mundgerechte Stücke. Trockne den Fisch gut mit saugfähigem Papier ab.
Schneide die Karotten in Dreiecke und schließlich die Zucchini in Stifte. Schlage das Ei mit dem Eiswasser auf, füge dann das Mehl hinzu, ohne es zu sehr zu vermischen, und stelle es in den Kühlschrank. Wenn der Teig sehr kalt ist, bemehle den Fisch und das Gemüse leicht und gib sie dann in den Teig.
Erhitze in der Zwischenzeit das Frittieröl. Frittiere ein paar Stücke auf einmal, erst das Gemüse, dann den Fisch.
Zum Schluss lässt du das Gebratene auf saugfähigem Papier trocknen, um überschüssiges Öl zu entfernen, und richtest es auf Tellern an. Mit Oikatsuo-Sauce, Sojasauce und geriebenem Ingwer servieren

TAKOYAKI

50 Min.

Schwierigkeitsgrad
Mittel

AUSRÜSTUNG:

- Santoku bōchō oder ein gut geschliffenes Messer
- Schalen

ZUTATEN:

Für 4 Portionen:

- 200 Oktopus
- 250g Mehl
- 3 Eier
- 500ml Fischsuppe
- Schnittlauch nach Geschmack
- Ingwer nach Geschmack
- Zucker nach Geschmack
- Eine Prise Salz

NÄHRWERTANGABEN

Kal. 368
Kohlenhydrate 52,9g
Eiweiß 21,4g
Fett 7,2g

Schäle und schneide zuerst den Schnittlauch und die Ingwerwurzel. Dann säuberst du den Oktopus, indem du die Augen und Zähne entfernst. Koche ihn 15 Minuten lang, lass ihn abtropfen und schneide die Tentakel in Würfel.
Nimm eine Schüssel und vermische das Mehl, die Eier, die Fischbrühe, eine Prise Zucker und das Salz und schlage alles zusammen, bis du einen glatten, ziemlich dicken Teig erhältst.
Erhitze die Pfanne und fette sie mit Hilfe eines Papiertuchs mit Samenöl ein.
Sobald die Pfanne zu rauchen beginnt, gießt du den Teig hinein, gibst einen Tintenfischwürfel, eine Prise Schnittlauch und eine Prise Ingwer in die Mitte. Wenn du keine spezielle Pfanne für Takoyaki hast, kannst du die Fleischbällchen in heißem Öl goldbraun braten. Koche sie etwa 2 Minuten lang oder bis der Teig anfängt, sich zu lösen, und wende die Fleischbällchen dann vorsichtig mit einem Spieß, damit sie von allen Seiten gar werden.
Serviere die Takoyaki sofort mit einer Otafuku-Sauce oder einer leckeren Curry-Mayonnaise.

„Das Takoyaki-Rezept versetzt dich direkt an die Stände eines belebten japanischen Sommerfestes. Sie sind so gierig, dass es unmöglich ist, nur eines zu essen. Serviere sie auf deiner nächsten Party, und deine Gäste werden es lieben!“

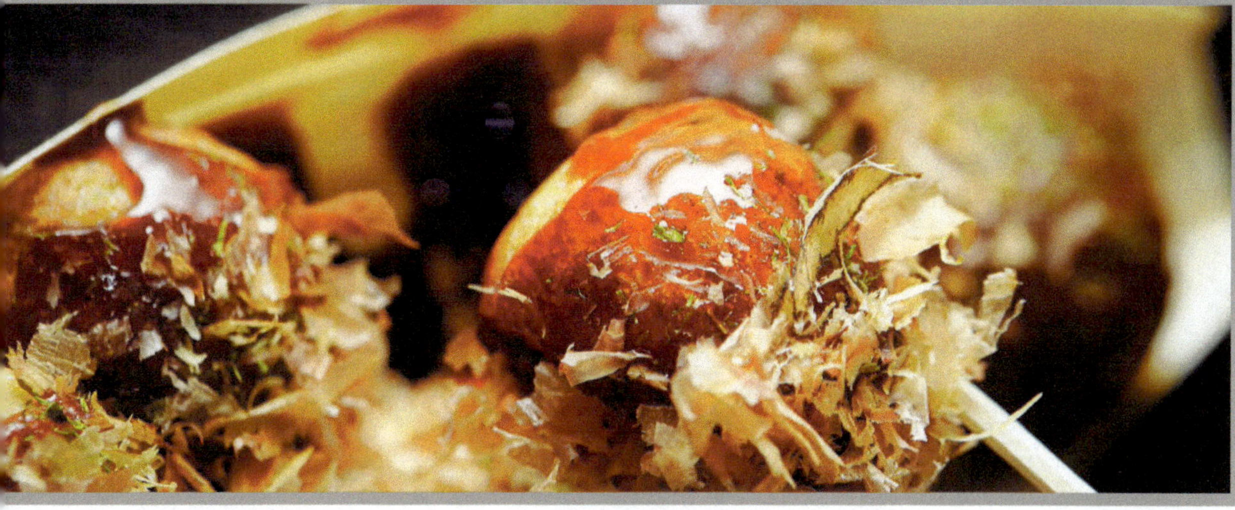

OMURICE

1 S

40 Min.

Schwierigkeitsgrad
Leicht

AUSRÜSTUNG:	ZUTATEN:	NÄHRWERTANGABEN
· Santoku bōchō oder ein gut geschliffenes Messer · Schalen · Das Notwendige für die Zubereitung des Reises	· 200 g gekochter Sushi-Reis · 100g Hühnerbrust · 1 Zwiebel · 100 g Champignons · 50 g gekochte Erbsen · 6 Esslöffel Tomatenmark · 4 Eier · 2 Esslöffel Milch · Butter nach Geschmack	Kal. 287 Kohlenhydrate 42,5g Eiweiß 15,9g Fett 5,5g

Bereite zuerst den Sushi-Reis zu und stelle ihn beiseite. Nimm dann einen kleinen Topf und erhitze den Ketchup mit dem Tomatenmark und 6 Esslöffeln Wasser.

Kochen, bis eine dicke Soße entsteht und beiseite stellen. Säubere die Pilze mit einem feuchten Tuch, um jegliche Erde zu entfernen und schneide sie in Scheiben. Hacke die Zwiebel und schneide die Hähnchenbrust in Würfel.

Brate die Zwiebel mit 1 Esslöffel Butter an, gib die gekochten Erbsen, Pilze und das Hähnchen dazu und würze mit Sal und Pfeffer. Dann den Reis dazugeben und vorsichtig mit den restlichen Zutaten vermengen.

Gib 2-3 Esslöffel Tomatensauce hinzu und koche 1-2 Minuten weiter. Teile die Mischung in zwei Portionen und verwende eine kleine Tasse, um zwei kompakte Portionen zu machen.Bereite dann ein Omelett nach dem anderen zu indem du jeweils 2 Eier, die Milch und eine Prise Salz verwendest und ein dünnes Omelett machst.

Zum Schluss gibst du den Reis zurück in die Pfanne, deckst ihn mit den Rändern des Omeletts ab und kochst ihn ein paar Minuten bei niedriger Hitze.

Drehe das Omelett mit einer festen Bewegung auf einen Teller und versuche dabei, es nicht zu entwirren. Mit der Ketchup-Sauce garnieren und mit einem gemischten Salat servieren.

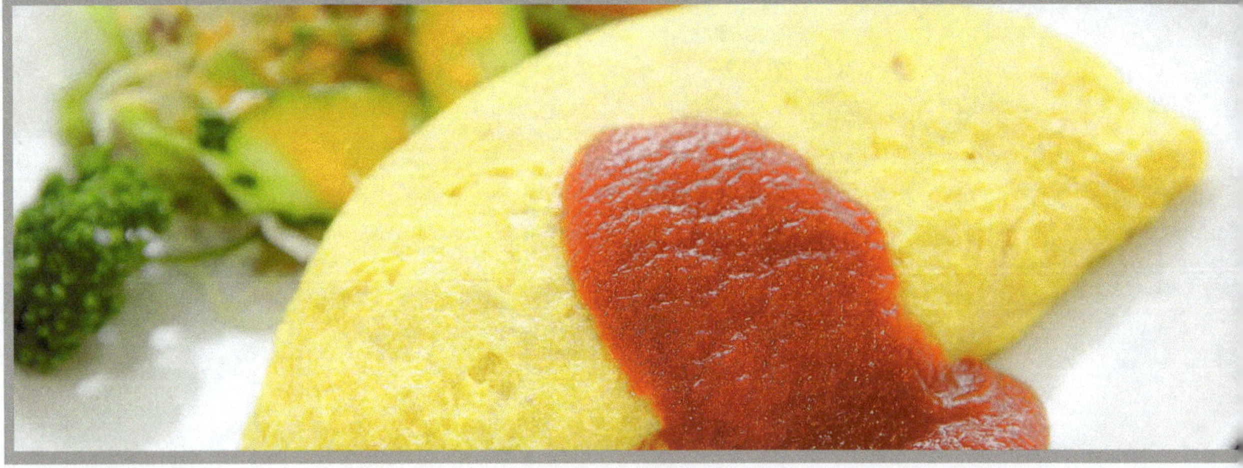

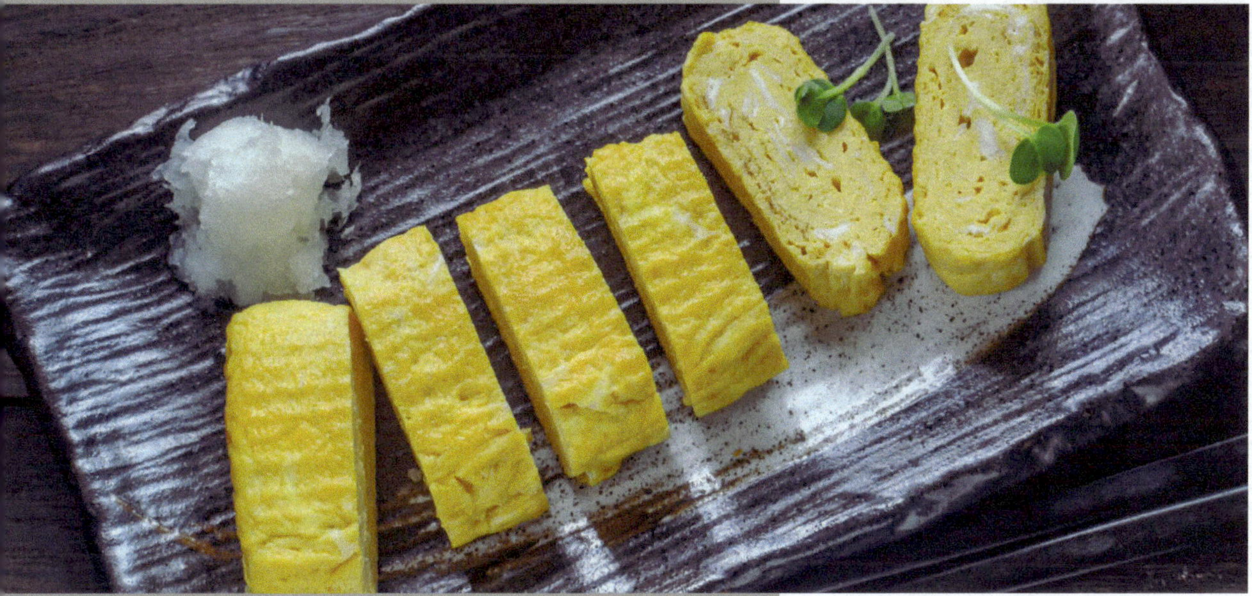

TAMAGOYAKI

15 Min.

Schwierigkeitsgrad
Leicht

Gib zuerst die Eier in eine Schüssel und schlage sie mit einem Schneebesen.
Danach gibst du Sojasauce, Mirin, Zucker und Salz hinzu. Nimm eine Pfanne und gib einen Esslöffel Öl bei mittlerer Hitze hinein.
Nimm das Ei und gieße es in die Pfanne; wenn es fast gar ist, stelle das Omelett zur Seite und gieße mehr Öl und Ei in die Pfanne.
Wenn auch das zweite Omelettstück fast gar ist, rollst du es über das andere. Mach so weiter, bis das Ei in der Schüssel gar ist.
Lass ihn abkühlen und serviere ihn dann in Scheiben geschnitten.

"Tamagoyaki, wörtlich "gekochtes Ei", ist ideal zum Frühstück, als Teil eines Bentos oder als Sushi-Zutat."

AUSRÜSTUNG:

- Kochtopf
- Santoku bōchō oder ein gut geschliffenes Messer
- Schneidebrett

ZUTATEN:

- 4 Eier
- 1 Prise Salz
- 1 Esslöffel Zucker
- Saatöl
- 1 Esslöffel Sojasauce
- 1 Esslöffel Mirin oder Dashi-Brühe

NÄHRWERTANGABEN:

Cal. 85 | Kohlenhydrate: 3,4 g | Eiweiß: 5,8 g | Fett: 5,5 g

VEGETARISCHES SUSHI

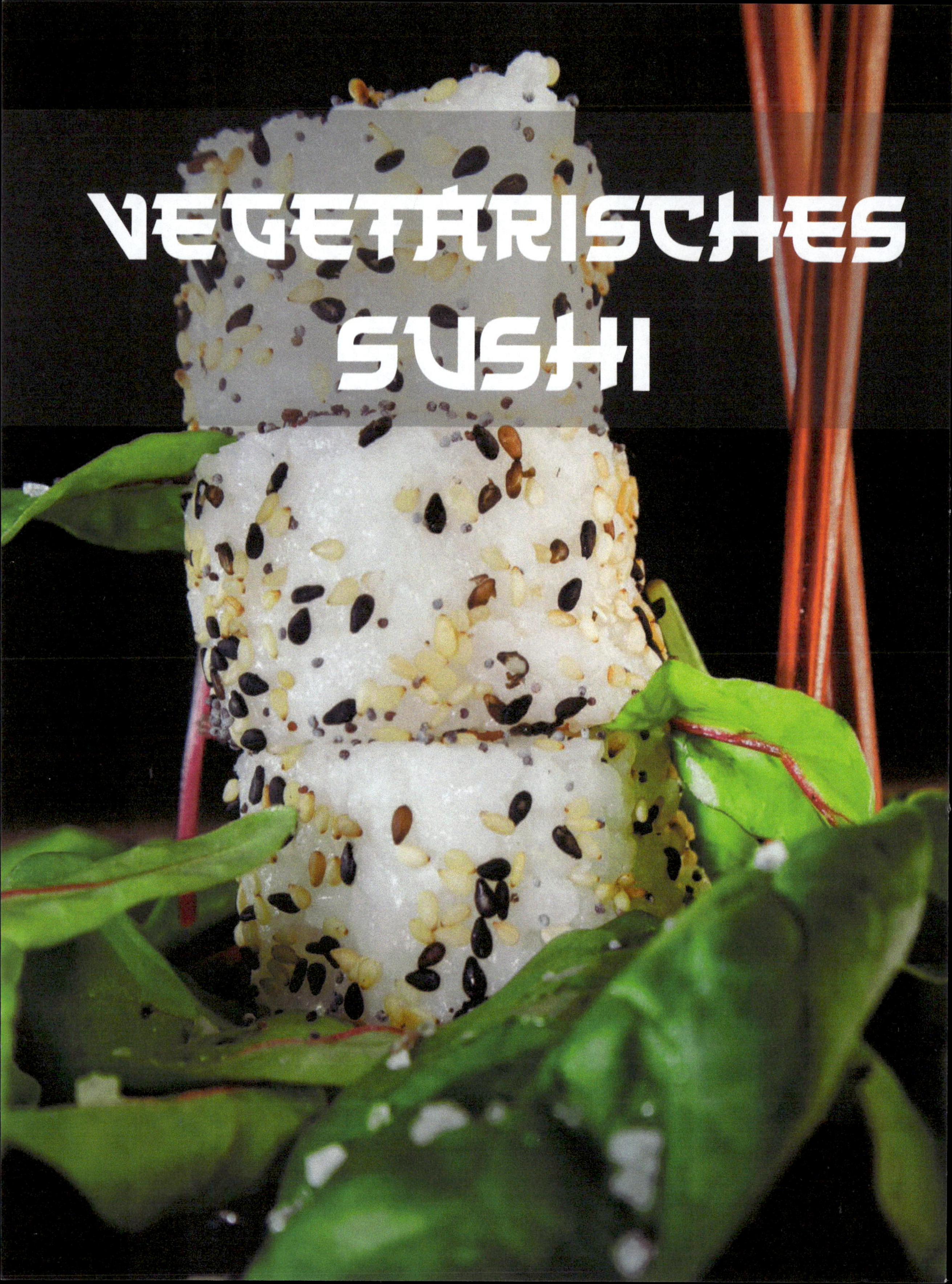

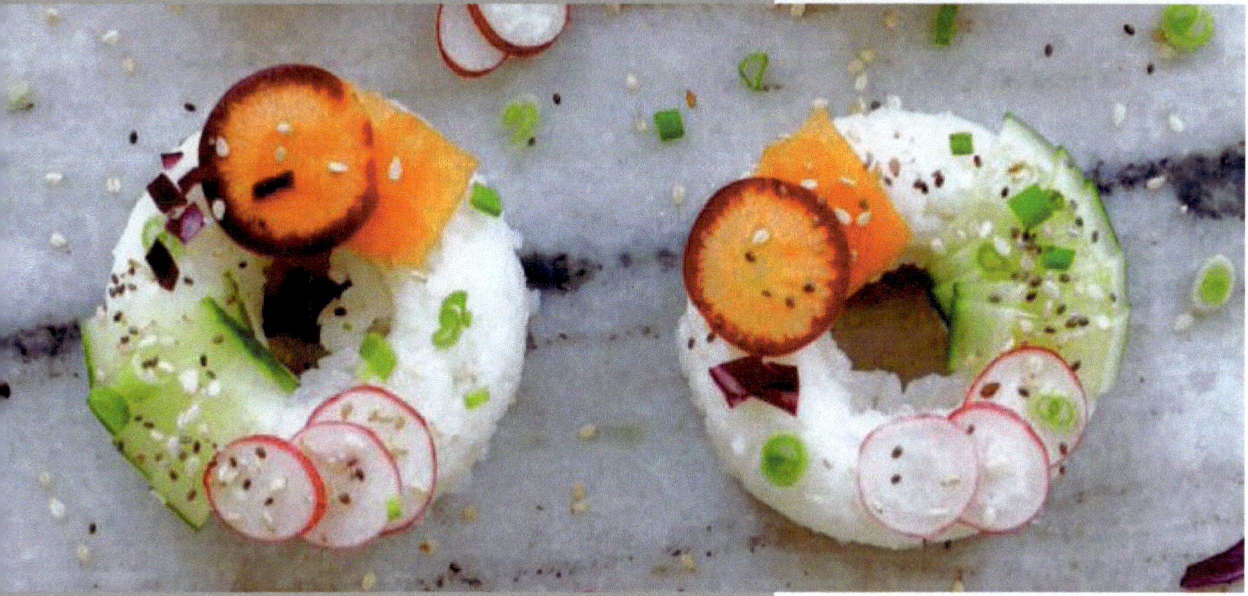

SUSHI DONUTS

1 S

20 Min.

Schwierigkeitsgrad Leicht

Fette 6 Schüsseln mit Kokosnussöl ein. Koche den Reis in reichlich Salzwasser, gib ihn in die Schüsseln, streiche die Oberfläche glatt und lass ihn mindestens 10 Minuten abkühlen. Stürze den Reis auf einen Servierteller und stich mit einem Teigausstecher ein Loch in die Mitte. Alternativ kannst du auch eine Krapfenform verwenden. Schneide die Avocado in Streifen und schwenke sie in Limettensaft, damit sie nicht schwarz wird. Schneide die Gurken in runde Scheiben und dann in Dreiecke. Schneide die Radieschen in Scheiben, würfle die Kirschtomaten und verziere die Donuts. Verwende Avocado, Radieschen und Sesamsamen für die ersten 3. Auf den anderen 3 verteilst du Mohn, gelbe Tomaten und Gurken. Bereite die Soße zu, indem du Zitronensaft, Sesamöl, scharfe Soße und Mayonnaise mischst. Serviere die Donuts mit scharfer Soße und gehackter Petersilie.

"Diese Sushi-Donuts sind einfach zuzubereiten und lecker. Reis, Obst, Gemüse, Samen, Mayonnaise: Die Hauptzutaten dieses Rezepts vermischen ihre Farben und Aromen und sorgen für Lebendigkeit und einen einzigartigen Geschmack. Ein Gericht mit Erfolgsgarantie, das du unbedingt probieren solltest!"

AUSRÜSTUNG:

- Das Notwendige für die Zubereitung des Reises
- Santoku bōchō oder ein gut geschliffenes Messer
- Schneidebrett

ZUTATEN:

- 4 Eier
- 180 g Sushi-Reis
- 1 Esslöffel Kokosnussöl
- 3 Radieschen
- 3 Tomaten
- 1/2 Salatgurke
- 1/2 Avocado
- 1 Limette, Saft
- 1 Esslöffel Schwarze Sesamsamen
- 1 Esslöffel Mohnsamen
- 1 Esslöffel Sesamöl
- 2 Esslöffel Scharfe Sauce
- 150 g Mayonnaise
- Salz

NÄHRWERTANGABEN:

Kal. 292 | Kohlenhydrate 36,8g | Eiweiß 4,4g | Fett 14,8g

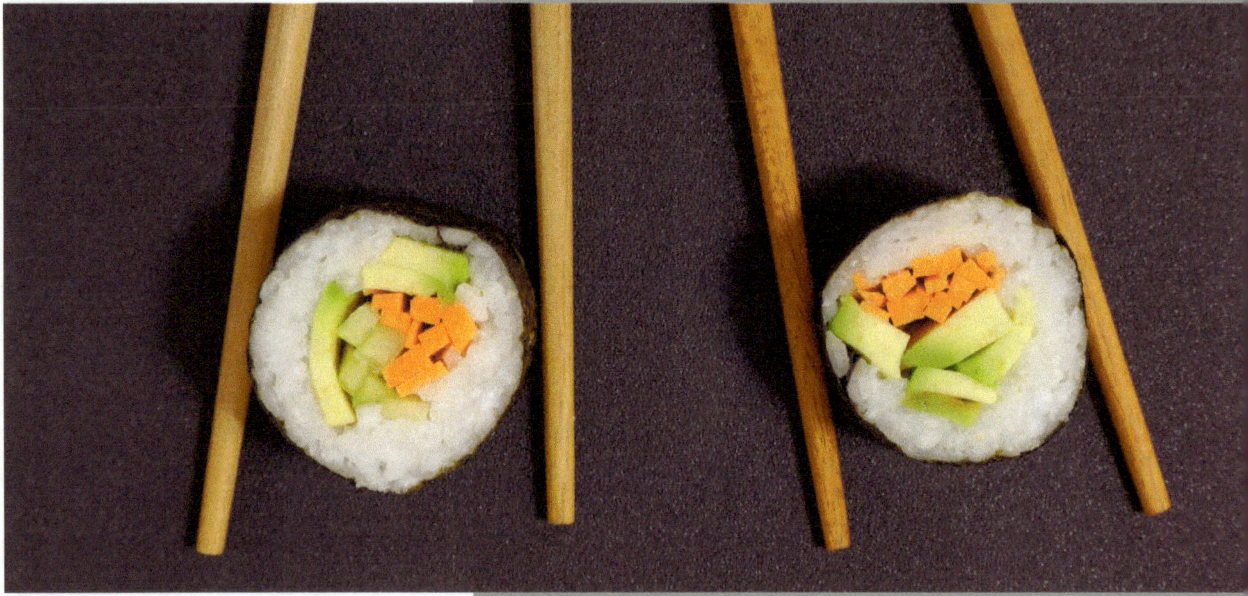

VEGETARISCHES FUTOMAKI

1 S

15 Min.

Schwierigkeitsgrad Leicht

AUSRÜSTUNG:

- Santoku bōchō oder ein scharfes Filetiermesser
- Schneidebrett
- Makisu
- Tezu
- Trockenes Tuch
- Das Notwendige für die Zubereitung des Reises

ZUTATEN:

- 1 Portion Sushi-Reis (Rezept auf Seite ...)
- 4 Blatt Nori-Algen
- 100 g Gurke
- 100 g Karotte
- Wasabi
- Sojasauce
- Gari

NÄHRWERTANGABEN:

Kal. 177 | Kohlenhydrate 20,1g | Proteine 8,3g | Fett 5,5g

Für die Füllung:
Schneide zuerst die Avocado und die Karotte in Stifte, die genauso lang sind wie deine Maki und etwa 1/2 cm dick. Du kannst auch Schnittreste aus anderen Rezepten verwenden und sie daneben legen.

Für die Hosomaki:
Lege die Maki wie auf Seite 25 beschrieben an und richte sie so aus, dass du die Füllung sehen kannst.
Zum Schluss mit Sojasauce, Wasabi und Gari servieren.

ZUCCHINI SUSHI

1 S

15 Min.

Schwierigkeitsgrad Mittel

AUSRÜSTUNG:

- Santoku bōchō oder ein scharfes Filetiermesser
- Schneidebrett
- Gemüseschäler
- Makisu
- Tezu
- Trockenes Tuch
- Das Notwendige für die Zubereitung des Reises

ZUTATEN:

- 1 Portion Sushi-Reis (Rezept auf Seite ...)
- 1 Karotte
- 1 Avocado
- 2 Zucchini
- Sojasauce
- Wasabi

NÄHRWERTANGABEN

Kal. 280
Kohlenhydrate 37,4g
Eiweiß 16,4g
Fett 8,5g

Decke das Makisu mit Frischhaltefolie ab und schneide die Zucchini der Länge nach durch. Schneide sie mit einem Gemüseschäler in dünne Scheiben.
Lege die Zucchinischeiben anstelle der Nori-Algen leicht überlappend aus. Nimm einen Streifen, der 4 cm größer ist als der Nori-Alge, denn die Ränder werden abgeschnitten, damit alle Rollen gleichmäßig sind.
Lege den Reis darauf und achte darauf, dass du eine gleichmäßige Schicht hast, die die Zucchini zur Hälfte bedeckt.
Die Karotten und die Avocado auf dem Reis anrichten
Fang an zu rollen, halte die Rolle fest und drücke deine Finger sanft nach unten, bis du das Ende erreichst.
Schneide die Maki in die Hälfte und überlappe die beiden Teile mit einem scharfen Messer. Dann in 4 Teile schneiden, um 8 einzelne Stücke zu erhalten.
Serviere sie mit Sojasauce und Wasabi.

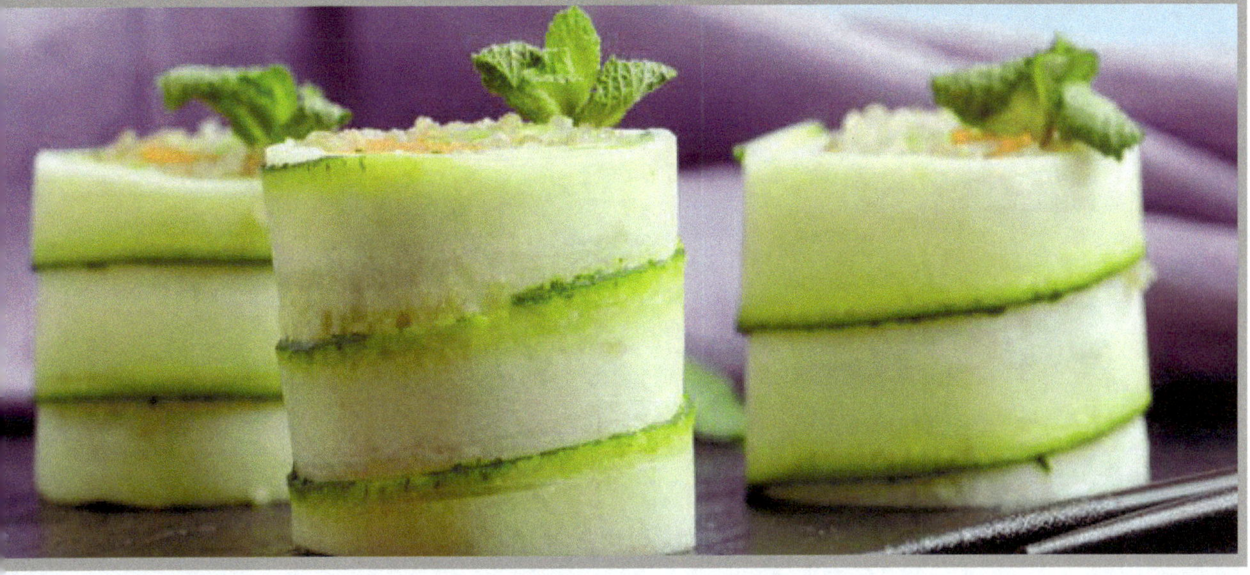

DESSERT SUSHI

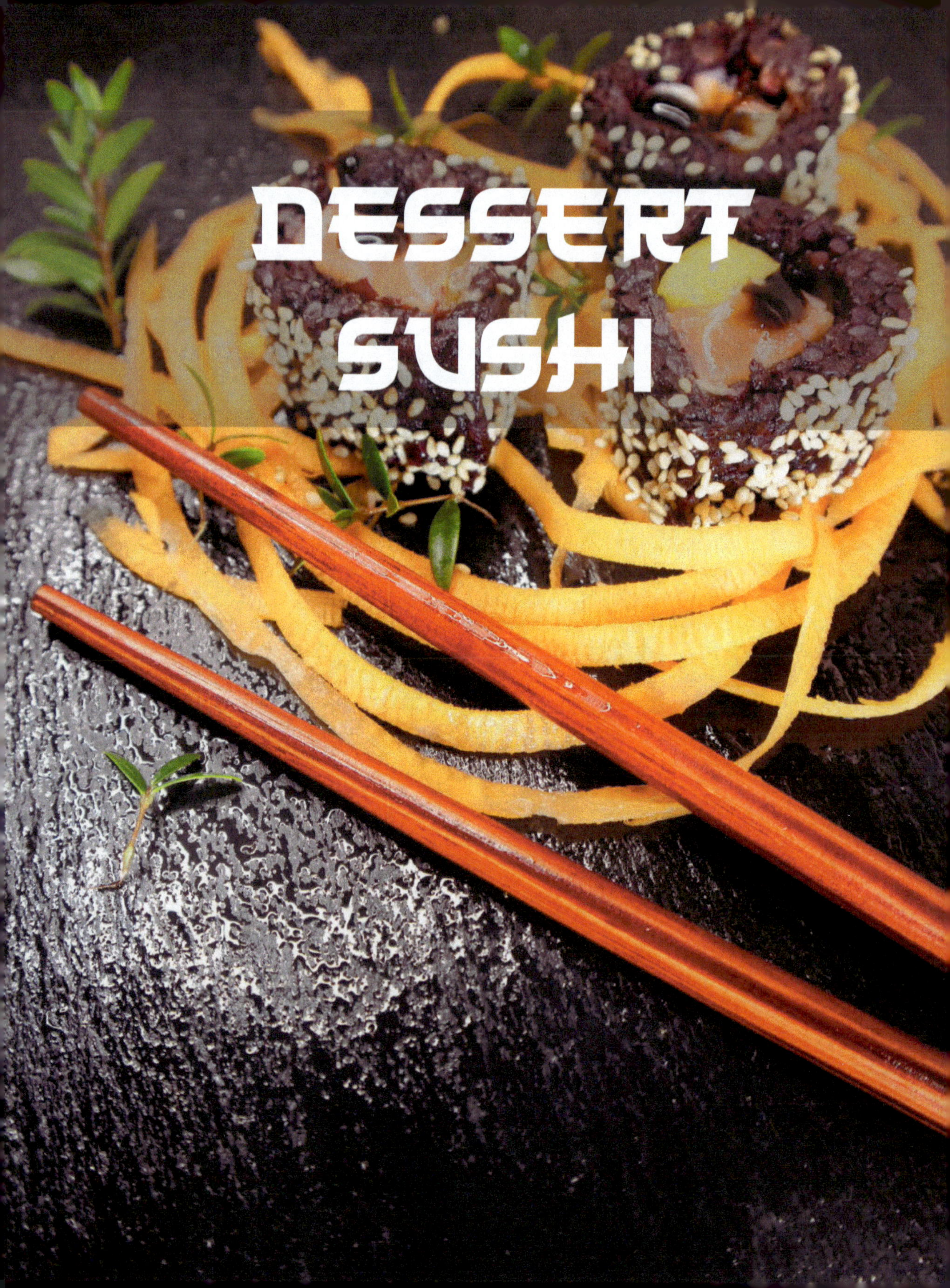

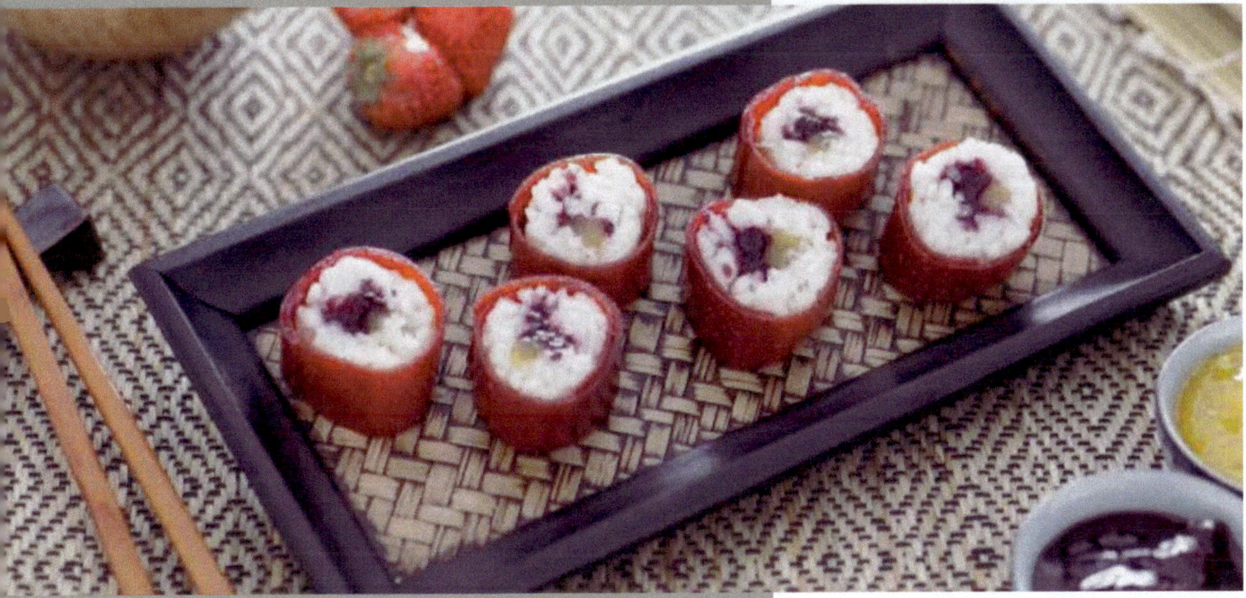

SÜSSER MAKI

2 S

Schwierigkeitsgrad
Schwer

Bereite den Erdbeertang zu, indem du die in Scheiben geschnittenen Erdbeeren und 70 g Orangenmarmelade in einen Topf gibst. Gib die 40 g Zucker und den Zitronensaft hinzu. Gut umrühren und sobald es kocht, den Herd ausschalten. Püriere die Mischung, bis sie glatt ist. Rolle ein Stück Backpapier aus und fülle die Erdbeermischung darauf, so dass ein Rechteck entsteht, das etwa so groß ist wie Nori-Algen und etwa 2 mm dick. Im Ofen bei 50° 2 Stunden lang trocknen.
In der Zwischenzeit den Reis mit Milch, 20 g Zucker und einer Vanilleschote in einem Topf zubereiten. Sobald die Milch kocht, die Vanilleschote entfernen und die Hitze reduzieren, bis der Reis die Milch vollständig aufgesogen hat. Lass ihn abkühlen.
Gib die Orangenmarmelade und die Beerenmarmelade für die Maki-Füllung in zwei separate Töpfe. Gib jeweils 1 g Maisstärke hinzu und rühre, bis sie sich aufgelöst hat. Bringe sie ein paar Minuten lang zum Kochen. Gib die Konfitüren in zwei mit Backpapier ausgelegte Formen von etwa 10x10cm. Stelle sie zum Festwerden in den Kühlschrank. Nimm die Marmelade aus den Formen und schneide sie in etwa 1 cm dicke Streifen. Bereite die Maki vor, indem du die Erdbeer-Algen auf dem mit Frischhaltefolie abgedeckten Makisu verteilst. Verteile den Reis und lege die Marmeladenstäbchen darauf. Rolle das Makisu auf, um die Maki-Rolle zu erhalten. Zum Schluss kannst du sie in 6-8 Stücke schneiden, und der Teller ist bereit zum Servieren und Genießen!

AUSRÜSTUNG:

- Santoku bōchō oder ein scharfes Filetiermesser
- Schneidebrett
- Kochtöpfe
- Makisu
- Backpapier
- Formen, etwa 10x10cm

ZUTATEN:

- 80 g Sushi-Reis, ungewürzt
- 220 g Erdbeeren, in Scheiben geschnitten
- 200 g Orangenmarmelade
- 100 g Wildbeerenkonfitüre
- 60g Zucker
- 150ml Milch
- 2g Speisestärke
- 1 Vanilleschote
- Zitronensaft

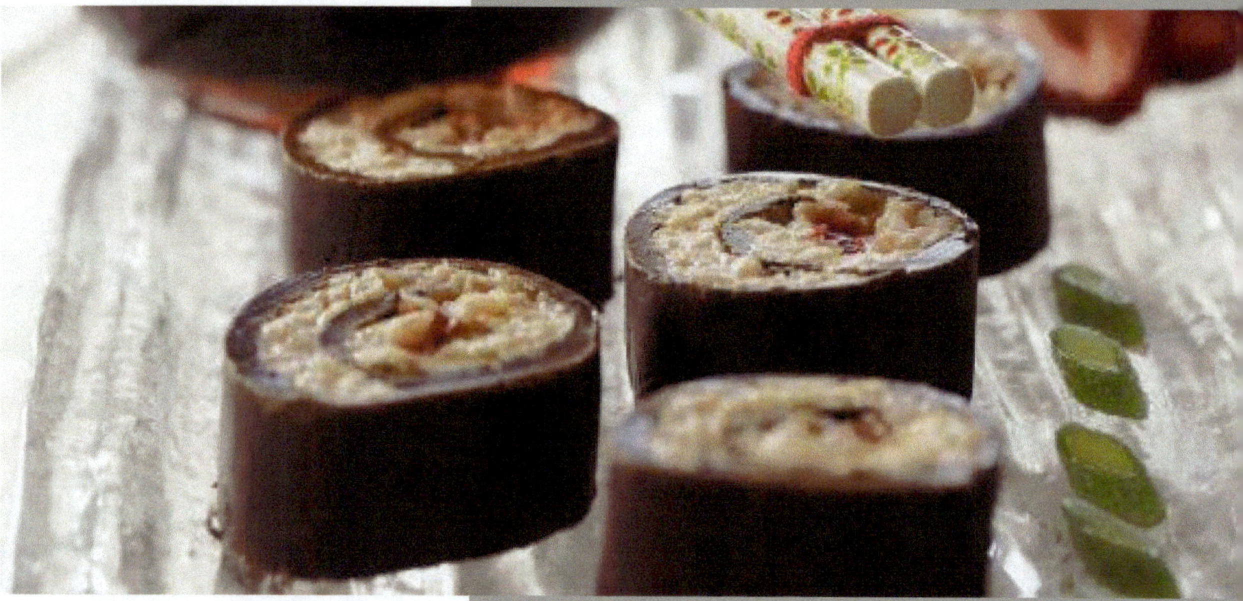

AUSRÜSTUNG:

- Santoku bōchō oder ein scharfes Filetiermesser
- Schneidebrett
- Kochtopf
- Backblech
- Makisu
- Backpapier

ZUTATEN:

- 250g Reis
- 500ml Milch
- 150g Zucker
- 200 g Erdbeeren, in Scheiben geschnitten
- 200ml Schlagsahne (mind. 30% Fett)
- 270g Zartbitterschokolade 50%, gehackt
- 180 g Vollmilchschokolade, gehackt
- 20ml Rum
- 100 g Butter, gewürfelt

SCHOKO SUSHI

1 S

Schwierigkeitsgrad
Mittel

Vermenge die gehackte Schokolade und die Sahne in einer Schüssel. Schmelze sie bei niedriger Hitze und rühre dabei langsam. Gib den Rum und die gehackte Butter hinzu. Schmelze und vermenge alle Zutaten gut.
Verteile die Mischung auf einem mit Backpapier ausgelegten Backblech zu einem Rechteck von der Größe der Nori-Algen und etwa 2 mm Dicke. Abkühlen lassen.
In einem Topf Milch und Zucker vermischen, zum Kochen bringen und den Reis hinzufügen. Kochen, bis die gesamte Milch aufgesogen ist.
Verteile die Schokoladenalgen auf dem mit Frischhaltefolie abgedeckten Makisu und verteile den abgekühlten Reis gleichmäßig auf der Schokolade. Fülle die Mitte mit den geschnittenen Erdbeeren. Rolle sie auf und schneide sie zu 6-8 Makisu. Viel Spaß!

MATCHA-EISCREME

2 S

Schwierigkeitsgrad
Mittel

AUSRÜSTUNG:

- Schalen
- Kochtopf
- Großer Container

ZUTATEN:

- 2 Esslöffel Matcha-Grünteepulver
- 120g Zucker
- 180ml Milch
- 175ml Vollmilch
- 3 Ei, Eigelb

ermische zunächst zwei Esslöffel Kristallzucker mit dem Matcha-Grünteepulver in einer Schüssel.
ermische nun den restlichen Zucker mit den Eigelben und gib den Matcha hinzu. Gut verrühren, bis eine dicke Paste ntsteht.
ringe die Milch in einem kleinen Topf zum Kochen. Nimm sie vom Herd, sobald sie kocht, und gib die Milch zu der latcha-Paste. Rühre um, bis eine glatte Paste entstanden ist.
Venn die ganze Milch weggeschüttet ist, stellst du sie wieder auf den Herd.
evor die Mischung aufkocht, nimm sie wieder vom Herd und passiere sie dann durch ein extra feines Sieb, um erunreinigungen zu entfernen. Lass die Mischung abkühlen, bevor du mit dem nächsten Schritt beginnst.
chlage die Sahne leicht auf und hebe sie dann unter die Matcha-Grünteemischung.
Venn du die Mischung fertiggestellt hast, gib sie in einen großen Behälter und stelle sie für 2 Stunden in den ühlschrank.
um Schluss kannst du den Behälter in den Gefrierschrank stellen. Um zu verhindern, dass sich Eiskristalle in der iscreme bilden, nimm sie alle 30 Minuten heraus und rühre sie kräftig um. Wiederhole dies während des Einfrierens 4 lal, um ein leckeres und perfekt glattes Eis zu erhalten.

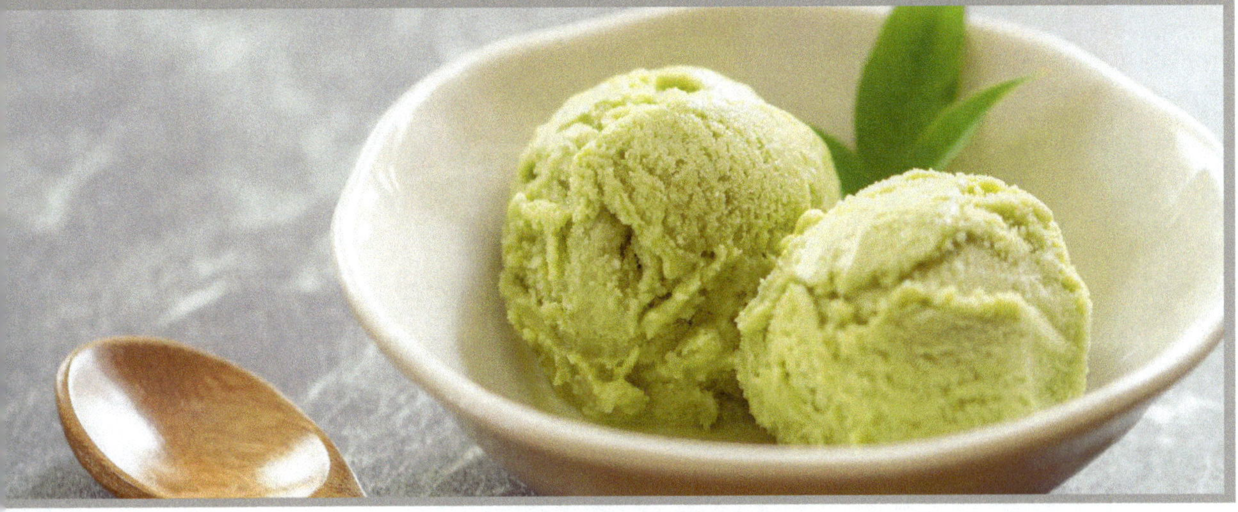

Buchindex

Printed in Poland
by Amazon Fulfillment
Poland Sp. z o.o., Wrocław

17925243R00047